小児の臓器移植および免疫不全状態における予防接種ガイドライン 2014

監修 日本小児感染症学会
作成 「小児の臓器移植および免疫不全状態における予防接種ガイドライン2014」作成委員会

Guideline of Vaccination for
Pediatric Transplant Recipients and
Immunocompromised Hosts 2014, Japan

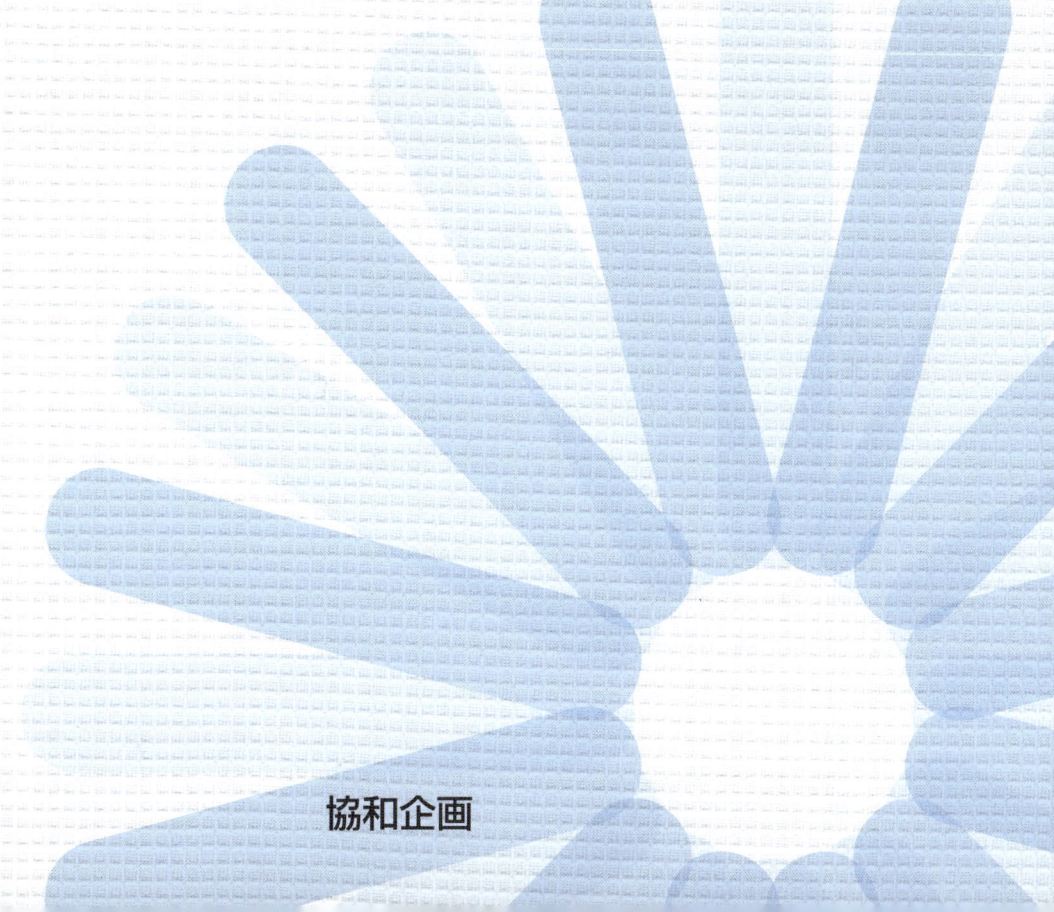

協和企画

序　小児の臓器移植および免疫不全状態における予防接種ガイドライン

　予防医学におけるワクチンの役割は、接種した個人を疾患から守るとともに、社会で流行する感染症を制御することにより集団を防衛する効果も期待される。子どもから大人まで全年齢層が十分な免疫を有していれば、社会で感染症の大きな流行が起こることは考えにくいが、すべてのワクチンの接種率を全国で全世代にわたって高く維持することは現状では難しい。

　天然痘のようにワクチンの普及により病原体が地球上から根絶されれば、私たちはその病原体に遭遇することなく、個人がワクチンを接種していなくても罹患のリスクはない。しかし、国内で患者発生がない状態を長年維持していても、地球上のどこかに流行地がある限り、病原体が侵入する可能性はゼロではない。わが国で現在もポリオの予防接種が継続される理由は、そこにある。同様に、国内発生が少なくなった疾患であっても、たまたま臓器移植患者や免疫不全宿主が罹患するケースは想定され、その場合に重症化のリスクが高い疾患は数多く存在する。したがって、個々の臓器移植患者や免疫不全宿主が、各種病原体に対する免疫を保持しておくことが、疾患予防のためには理想である。

　臓器移植患者や免疫不全宿主に予防接種を行う際は、いくつかの注意点がある。有効性については、宿主の免疫応答が低下しているために、ワクチンを接種してもその効果が十分にあがらない可能性がある。安全性に関しては、接種された微生物が増殖する生ワクチンでは、弱毒株といえども免疫低下状態の宿主であるがゆえに副反応を生じる場合がある。さらに、それぞれの基礎疾患や病期・重症度・治療状況・投与薬剤などにより、免疫低下の詳細な内容や程度は異なる。したがって、「小児の臓器移植および免疫不全状態における予防接種ガイドライン」の作成にあたっては、各疾患の診療や研究を専門に担当する学会の協力が不可欠である。今回は、日本小児感染症学会から各学会に対して共同でのガイドライン作成を呼びかけ、全面的なご協力をいただくことができた。

　各学会の責任者・担当者をはじめ会員の皆様方には、この場を借りて心から感謝申しあげたい。

2014年10月

岡田　賢司
中野　貴司

日本小児感染症学会
「小児の臓器移植および免疫不全状態における予防接種ガイドライン」
作成委員・協力者

（順不同、敬称略、法人名略）

■委員長
岡田　賢司　　福岡歯科大学総合医学講座小児科学分野

■副委員長
中野　貴司　　川崎医科大学小児科

■委員（五十音順）
池住　洋平　　新潟大学医歯学総合病院小児科
牛島　高介　　久留米大学医療センター小児科
笠原　群生　　国立成育医療研究センター病院臓器移植センター
金兼　弘和　　東京医科歯科大学大学院発生発達病態学分野（小児科）
工藤豊一郎　　国立成育医療研究センター病院器官病態系内科部肝臓内科
小林　一郎　　北海道大学大学院医学研究科小児科学分野
菅　　　秀　　国立病院機構三重病院
高田　英俊　　九州大学大学院医学研究院周産期・小児医療学
田中　征治　　久留米大学医療センター小児科
林田　　真　　九州大学大学院医学研究院小児外科学分野
檜垣（狩野）博嗣　帝京大学医学部付属溝口病院小児科
宮入　　烈　　国立成育医療研究センター病院感染症科
森　　雅亮　　横浜市立大学小児科
栁　　忠宏　　久留米大学医学部小児科
矢部　普正　　東海大学医学部基盤診療学系再生医療科学
和田　　基　　東北大学大学院医学系研究科小児外科学分野

■協力学会（五十音順）
日本移植学会　　日本小児栄養消化器肝臓学会　　日本小児外科学会
日本小児血液・がん学会　　日本小児腎臓病学会　　日本小児リウマチ学会

■協力者（五十音順）
有賀　　正　　北海道大学大学院医学研究科小児科学分野
伊藤　秀一　　国立成育医療研究センター病院器官病態系内科部腎臓・リウマチ・膠原病科
庵原　俊昭　　国立病院機構三重病院
岩田　直美　　あいち小児保健医療総合センター感染症科
下条　直樹　　千葉大学大学院医学研究院小児病態学
武井　修治　　鹿児島大学医学部保健学科
升永　憲次　　久留米大学医学部小児科
山口　賢一　　聖路加国際病院リウマチ膠原病センター

■外部評価委員（五十音順）
堤　　裕幸　　札幌医科大学医学部小児科学講座
森島　恒雄　　労働者健康福祉機構岡山ろうさい病院

目次

第1章 総 論 — 1
- 1-1 作成にあたって — 1
- 1-2 長期にわたり療養を必要とする疾病にかかった者等の定期接種の機会の確保 — 3
- 1-3 抗体測定方法と抗体価判定基準 — 7
- 1-4 用語の解説 — 9

第2章 移 植 — 10
- 2-1 小児固形臓器移植患者への予防接種 — 10
  - CQ1：固形臓器移植を予定している患者に接種が推奨される定期・任意接種は何か — 11
  - CQ2：固形臓器移植を予定している患者に接種するワクチンはどのような優先順位でどの時期に行うべきか — 13
  - CQ3：固形臓器移植を予定している患者に追加接種を考慮すべきワクチンはあるか — 14
  - CQ4：固形臓器移植患者において移植後に不活化ワクチンを接種した場合は拒絶の誘因にならないか。また、いつ頃から接種可能か — 17
  - CQ5：固形臓器移植患者において生ワクチンの接種は可能か — 19
  - CQ6：固形臓器移植患者において移植後の抗体価検査と追加接種を行う必要性はあるか — 22
  - CQ7：固形臓器移植患者の同居家族に推奨されるワクチンは何か — 23
- 2-2 小児造血細胞移植患者への予防接種 — 25
  - CQ8：造血細胞移植後に免疫能が回復するにはどの程度の期間を要するか — 26
  - CQ9：造血細胞移植後はそれまでに獲得した免疫を失うのか — 27
  - CQ10：造血細胞移植後のワクチンの有効性と副反応は — 29
  - CQ11：ワクチンの接種後も長期的な抗体価のフォローアップは必要か — 31

第3章 原発性および続発性免疫不全状態 — 33
- 3-1 原発性免疫不全症候群患者への予防接種 — 33
  - CQ12：どういう場合に原発性免疫不全症候群が疑われるか — 35
  - CQ13：各原発性免疫不全症候群患者に対して予防接種をどうするか — 41
  - CQ13-1：重症複合免疫不全患者への予防接種 — 43
  - CQ13-2：Wiskott-Aldrich症候群患者への予防接種 — 45
  - CQ13-3：毛細血管拡張性小脳失調症患者への予防接種 — 46
  - CQ13-4：DiGeorge症候群患者への予防接種 — 47
  - CQ13-5：高IgE症候群患者への予防接種 — 48
  - CQ13-6：X連鎖無ガンマグロブリン血症(Bruton型無ガンマグロブリン血症)患者への予防接種 — 49

CQ13-7：分類不能型低ガンマグロブリン血症患者への予防接種	51
CQ13-8：高IgM症候群患者への予防接種	52
CQ13-9：乳児一過性低ガンマグロブリン血症患者への予防接種	53
CQ13-10：選択的IgA欠損症患者への予防接種	53
CQ13-11：Chédiak-Higashi症候群患者への予防接種	54
CQ13-12：家族性血球貪食症候群患者への予防接種	55
CQ13-13：重症先天性好中球減少症患者への予防接種	55
CQ13-14：慢性肉芽腫症患者への予防接種	56
CQ13-15：Mendelian susceptibility to Mycobacterial disease(MSMD)患者への予防接種	57
CQ13-16：慢性皮膚粘膜カンジダ症患者への予防接種	58
CQ13-17：自己炎症性疾患患者への予防接種	58
CQ13-18：補体欠損症患者への予防接種	59

3-2　小児血液悪性腫瘍患者への予防接種　61

CQ14：小児血液悪性腫瘍患者の化学療法終了後に免疫能回復に要する期間はどの程度か	61
CQ15：小児血液悪性腫瘍患者の化学療法終了後に特異的抗体価はどの程度残存しているか	64
CQ16：化学療法中あるいは後にワクチン接種を実施した場合の有効性、安全性はどうか	66
CQ17：適切なワクチン接種時期はいつか	68

3-3　小児慢性腎臓病患者への予防接種　70

CQ18：小児慢性腎臓病(CKD)患児に予防接種は必要か	70
CQ19：ステロイドまたは免疫抑制薬内服中のCKD患児に対する不活化ワクチンは有用か	72
CQ20：ステロイドや免疫抑制薬内服中の患児に対し生ワクチン接種は有用か	74
CQ21：CKD患者の家族内で、ワクチン対応疾患の罹患歴やワクチン接種歴がない者に接種は必要か	75

3-4　小児リウマチ性疾患患者に対する予防接種　77

CQ22：免疫抑制薬使用中のリウマチ性疾患患者に対する不活化ワクチンは有効か、安全か	79
CQ23：ステロイド、免疫抑制薬などを使用中の汚染創受傷時には破傷風トキソイドを使用すべきか	80
CQ24：高用量ステロイドもしくは高用量免疫抑制薬使用中の生ワクチンは有効か、安全か	81
CQ25：高用量でないコルチコステロイドもしくは免疫抑制薬使用中の生ワクチンは有効か、安全か	82
CQ26：ステロイド、免疫抑制薬、生物学的製剤開始前に調べるべき罹患歴・抗体は何か	83
CQ27：小児リウマチ性疾患患者に対する予防接種はどのような時期に行うか	84

目次

  CQ28：小児リウマチ性疾患患者の同居家族に推奨すべきワクチンは何か   84

  CQ29：抗TNF抗体投与中の患者から出生した児への生ワクチン接種は可能か   85

 資　料   86

  1. 不活化ワクチン   86

   a. ジフテリア・百日せき・破傷風ワクチン   86

   b. 肺炎球菌ワクチン（PCV）/インフルエンザ菌b型（Hib）ワクチン   87

   c. 季節性/パンデミックインフルエンザワクチン   88

   d. B型肝炎ワクチン   91

   e. A型肝炎ワクチン   92

   f. ヒトパピローマウイルス（HPV）ワクチン   93

   g. その他   93

  2. 弱毒生ワクチン   93

   a. MR/MMRワクチン   93

   b. 水痘ワクチン   95

   c. BCG   96

3-5　炎症性腸疾患など慢性消化器疾患児への予防接種   98

  CQ30：CDDを有する小児において免疫抑制療法はVPDを含む感染症のリスクを伴うか   99

  CQ30a：CDDを有する小児において免疫抑制療法の開始が予見される場合に接種すべき
     予防接種は何か   101

  CQ31：CDDを有する小児に対する免疫抑制療法の開始後に接種可能な予防接種は何か   103

  CQ31a：CDDを有する小児に対する免疫抑制療法の開始後に接種効果を評価された
     予防接種はどれか   104

  CQ32：CDDを有する小児と同居する健康な家族に推奨されるワクチンは何か   107

  CQ33：インフリキシマブ投与下の母親から出生した児への生ワクチン接種は可能か   108

  CQ34：乳児期発症IBD患者へ生ワクチンを接種してよいか   109

3-6　無脾症および摘脾患者への予防接種   112

  CQ35：無脾症および摘脾患者における自然感染は健常者に比べて重症化するか   112

  CQ36：予防接種は無脾症および摘脾患者に推奨されるか   114

第4章　免疫不全およびダウン症候群におけるパリビズマブ使用の手引き   119

索引   123

第1章 総論

1-1 作成にあたって

　移植や免疫不全状態の小児を診療・研究している各学会の専門委員にパネルを組織し、エビデンスに基づく各学会の幅広い支持が得られるガイドラインとすることを目標とした。ただ、移植や免疫不全状態の小児に対する予防接種の有効性や安全性に関するエビデンスは、海外で報告されているものを含めても、きわめて少ない。広く活用できる有用なガイドラインとするためには、現時点で存在するエビデンスをできるだけ収集することが必要と考えた。そこで、「診療ガイドライン作成の手引き2007」（Minds診療ガイドライン選定部会監修、医学書院）などを参考に、できる限り良質と考えられるクリニカルクエスチョン（Clinical Question, CQ）を時間をかけてパネル内で作成した。その後、各CQに対して文献検索を行い、それぞれの文献の批判的吟味を行った。採用した文献のエビデンスレベルを評価し、エビデンスレベルや臨床上の適用性を総合的に加味して、推奨度を設定した。基本的には、それぞれのCQに対して推奨度を記載したステートメントを提示し、解説を加える形式とした。

作成手順

　作成委員会は、計5回行った。第1回は2012年1月14日、第2回は2012年7月11日、第3回は2013年2月22日、第4回は2013年10月17日、第5回は2014年8月31日。
　その間、2012年11月の第44回日本小児感染症学会学術集会（原　寿郎会長）では、「小児臓器移植および免疫不全状態児への予防接種ガイドラインとワクチン副反応事例」をテーマにワークショップが開催され、関連学会や学会員からの報告をもとに議論した。
　2014年にガイドライン暫定版を作成した後に、外部評価委員、各学会を通じてパブリックコメントを募集し、初版を刊行するに至った。
　本ガイドラインは、今後も5年程度をめどに改訂を重ねて、さらに現場で使いやすいものとしていきたいと考えている。皆様方からのご意見やご批判を頂戴できれば幸いである。

利益相反

　本ガイドラインの透明性・公平性を担保するために、各委員には学会事業として無報酬で編集および執筆を依頼した。会議のために必要な交通費は日本小児感染症学会が負担し、製薬企業およびその他の団体からの資金は、一切受けていない。
　公益法人日本小児科学会の定める利益相反に関する開示事項に則り、各委員から自己申告を受けた。

第1章 総論

岡田賢司：MSD株式会社
中野貴司：第一三共株式会社、武田薬品工業株式会社、ジャパンワクチン株式会社、MSD株式会社、田辺三菱製薬株式会社

文献検索

(1) エビデンスレベル表記
Ⅰ：システマティックレビュー　RCTのメタアナリシス
Ⅱ：1つ以上のRCT
Ⅲ：非RCTによる研究
Ⅳa：コホート研究
Ⅳb：症例対照研究・横断的研究
Ⅴ：記述研究
Ⅵ：患者データなし　委員会・専門家の意見

(2) 推奨の強さの分類
Minds推奨グレードA-Dに従う
A：強い科学的根拠があり、行うよう強く勧められる
B：科学的根拠があり、行うように勧められる
C1：科学的根拠はないが、行うように勧められる
C2：科学的根拠はないが、行わないように勧められる
D：無効性あるいは害を示す科学的根拠があり、行わないように勧められる

1-2 長期にわたり療養を必要とする疾病にかかった者等の定期接種の機会の確保

（1）インフルエンザを除く法の対象疾病(以下「特定疾病」という。)について、それぞれ政令で定める予防接種の対象者であった者(当該特定疾病にかかっている者又はかかったことのある者その他施行規則第2条各号に規定する者を除く。)であって、当該予防接種の対象者であった間に、（2）の特別の事情があることにより予防接種を受けることができなかったと認められる者については、当該特別の事情がなくなった日から起算して2年を経過する日までの間（（3）の場合を除く。）、当該特定疾病の定期接種の対象者とする。

（2）特別の事情

①次のアからウまでに掲げる疾病にかかったこと(やむを得ず定期接種を受けることができなかった場合に限る。)

　ア　重症複合免疫不全症、無ガンマグロブリン血症、その他免疫の機能に支障を生じさせる重篤な疾病

　イ　白血病、再生不良性貧血、重症筋無力症、若年性関節リウマチ、全身性エリテマトーデス、潰瘍性大腸炎、ネフローゼ症候群その他免疫の機能を抑制する治療を必要とする重篤な疾病

　ウ　ア又はイの疾病に準ずると認められるもの

　（注）上記に該当する疾病の例は、別表に掲げるとおりである。ただし、これは、別表に掲げる疾病にかかったことのある者又はかかっている者が一律に予防接種不適当者であるということを意味するものではなく、予防接種実施の可否の判断は、あくまで予診を行う医師の診断の下、行われるべきものである。

②臓器の移植を受けた後、免疫の機能を抑制する治療を受けたこと(やむを得ず定期接種を受けることができなかった場合に限る。)

③医学的知見に基づきア又はイに準ずると認められるもの

（3）対象期間の特例

①ジフテリア、百日せき、急性灰白髄炎及び破傷風については、15歳(沈降精製百日せきジフテリア破傷風不活化ポリオ混合ワクチンを使用する場合に限る。)に達するまでの間

②結核については、4歳に達するまでの間

③Hib感染症については10歳に達するまでの間、小児の肺炎球菌感染症については6歳に達するまでの間

（4）留意事項

　市町村は、（2）の「特別の事情」があることにより定期接種を受けることができなかったかどうかについては、被接種者が疾病にかかっていたことや、やむを得ず定期接種を受けることができなかったと判断した理由等を記載した医師の診断書や当該者の接種歴等により総合的に判断する。

（5）厚生労働省への報告

　上記に基づき予防接種を行った市町村長は、被接種者の接種時の年齢、当該者がかかっていた疾病の名称等特別の事情の内容、予防接種を行った疾病、接種回数等を、任意の様式により速やかに厚生労働省結核感染症課に報告する。

別表　長期にわたり療養を必要とする疾病（厚生労働省、抜粋）

予防接種法の一部を改正する法律の施行等について健発0330第1号

平成25年3月30日

http：//www.mhlw.go.jp/topics/bcg/tp250330-2.html

分　類	名　称
悪性新生物	白血病 悪性リンパ腫 ランゲルハンス（細胞）組織球症（Histiocytosis X） 神経芽細胞腫 ウィルムス（Wilms）腫瘍 肝芽腫 網膜芽細胞腫 骨肉腫 横紋筋肉腫 ユーイング（Ewing）肉腫 末梢性神経外胚葉腫瘍 脳腫瘍
血液・免疫疾患	血球貪食リンパ組織球症 慢性活動性EBウイルス感染症 慢性GVHD（Graft Versus Host disease、移植片対宿主病） 骨髄異形成症候群 再生不良性貧血 自己免疫性溶血性貧血 特発性血小板減少性紫斑病 先天性細胞性免疫不全症 無ガンマグロブリン血症 重症複合免疫不全症 バリアブル・イムノデフィシエンシー（variableimmunodeficiency） ディジョージ（DiGeorge）症候群 ウィスコット・アルドリッチ（Wiskott-Aldrich）症候群 後天性免疫不全症候群（AIDS、HIV感染症） 自己炎症性症候群
神経・筋疾患	ウェスト（West）症候群（点頭てんかん） レノックス・ガストウ（Lennox-Gastaut）症候群 重症乳児ミオクロニーてんかん コントロール不良な「てんかん」 Werdnig Hoffmann病 先天性ミオパチー 先天性筋ジストロフィー ミトコンドリア病 ミニコア病 無痛無汗症 リー（Leigh）脳症 レット（Rett）症候群 脊髄小脳変性症

神経・筋疾患	多発性硬化症 重症筋無力症 ギラン・バレー症候群 慢性炎症性脱髄性多発神経炎 ペルオキシソーム病 ライソゾーム病 亜急性硬化性全脳炎（SSPE） 結節性硬化症 神経線維腫症Ⅰ型（レックリングハウゼン病） 神経線維腫症Ⅱ型
慢性消化器疾患	肝硬変 肝内胆管異形成症候群 肝内胆管閉鎖症 原発性硬化性胆管炎 先天性肝線維症 先天性胆道拡張症（先天性総胆管拡張症） 胆道閉鎖症（先天性胆道閉鎖症） 門脈圧亢進症 潰瘍性大腸炎 クローン病 自己免疫性肝炎 原発性胆汁性肝硬変 劇症肝炎 膵嚢胞線維症 慢性膵炎
慢性腎疾患	ネフローゼ症候群 巣状糸球体硬化症 慢性糸球体腎炎 急速進行性糸球体腎炎 グッドパスチャー（Goodpasture）症候群 バーター（Bartter）症候群
慢性呼吸器疾患	気管支喘息 慢性肺疾患 特発性間質性肺炎
慢性心疾患	期外収縮 心房又は心室の細動 心房又は心室の粗動 洞不全症候群 ロマノ・ワルド（Romano-Ward）症候群 右室低形成症 心室中隔欠損症 心内膜床欠損症（一次口欠損症、共通房室弁口症） 心房中隔欠損症（二次口欠損症、静脈洞欠損症） 単心室症 単心房症 動脈管開存症

慢性心疾患	肺静脈還流異常症 完全大血管転位症 三尖弁閉鎖症 大血管転位症 大動脈狭窄症 大動脈縮窄症 肺動脈閉鎖症 両大血管右室起始症 特発性肥大型心筋症 特発性拡張型心筋症 小児原発性肺高血圧症 高安病（大動脈炎症候群）
内分泌疾患	異所性副腎皮質刺激ホルモン（ACTH）症候群 下垂体機能低下症 アジソン（Addison）病 クッシング（Cushing）症候群 女性化副腎腫瘍 先天性副腎皮質過形成 男性化副腎腫瘍 副腎形成不全 副腎腺腫
膠原病	シェーグレン（Sjogren）症候群 若年性関節リウマチ スチル（Still）病 ベーチェット病 全身性エリテマトーデス 多発性筋炎・皮膚筋炎 サルコイドーシス 川崎病
先天性代謝異常症	高オルニチン血症－高アンモニア血症－ホモシトルリン尿症症候群 先天性高乳酸血症 乳糖吸収不全症 ぶどう糖・ガラクトース吸収不全症 ウイルソン（Wilson）病（セルロプラスミン欠乏症） メチルマロン酸血症
アレルギー疾患	食物アレルギー
先天異常	先天奇形症候群 染色体異常

参考資料

予防接種法の一部を改正する法律の施行等について健発0330第1号

平成25年3月30日

http：//www.mhlw.go.jp/topics/bcg/tp250330-2.html

1-3 抗体測定方法と抗体価判定基準

　麻疹、風疹、水痘、ムンプスなどの全身性ウイルス感染症では、ウイルスの再感染やワクチンの再接種を受けたときに、宿主が保有している抗体を含めた免疫レベルに応じて臨床症状や免疫反応が異なる。免疫レベルは、通常の臨床症状が出現するレベル（抗体陰性）、発症するが軽症で経過して抗体価の上昇が起こるレベル（軽症発症レベル）、発症しないが抗体価上昇が起こるレベル（発症予防レベル）、発症せず抗体価上昇も起こりにくいレベル（感染予防レベル）の4段階に分類することができる[1〜3]。感染症ごとに、また抗体測定法ごとに抗体陽性価、発症予防抗体価、感染予防抗体価は異なっている。表1に麻疹、風疹、水痘、ムンプスに対する抗体測定方法による陽性レベル抗体価、発症予防レベル抗体価を示した[4〜6]。また、代表的なワクチン予防可能疾患の発症予防抗体価を表2に示した[7, 8]。なお、これらの抗体価は多くの人の発症を予防する抗体価であり、曝露されたウイルス量が多いと、発症する可能性はある。インフルエンザHI抗体価40倍は、50％の成人の発症を予防する抗体価である。

　感染予防には、液性免疫だけではなく、粘膜免疫や細胞性免疫も働くため、発症予防抗体価よりも低い抗体価でも発症しないことがあり、抗体価のみで発症予防を判断することは困難である[6]。しかし、抗体価は容易に測定できる利点があり、一般的に血清抗体測定を行うことで免疫状態を判断している。抗体価が発症予防レベル以下の患者さんには、ワクチン接種が推奨される。

表1　麻疹・風疹・水痘・ムンプスでの推奨される抗体測定方法および抗体価判定基準

疾患	測定法	単位	陽性レベル抗体価	発症予防レベル抗体価
麻疹	NT	倍	2倍以上	4倍以上
	EIA	EIA価	2.0 EIA価以上	4.0 EIA価以上
	PA	倍	16倍	64倍以上
風疹	HI	倍	8倍以上	16倍以上
	EIA	EIA価	2.0 EIA価以上	4.0 EIA価以上
	LA	IU/mL	4 IU/mL以上	10 IU/mL以上
水痘	IAHA	倍	2倍以上	4倍以上
	EIA	EIA価	2.0 EIA価以上	4.0 EIA価以上
ムンプス	EIA	EIA価	2.0 EIA価以上	4.0 EIA価以上

NT（neutralization test）：中和法
EIA（enzyme immunoassay）：酵素免疫法
PA（particle agglutination）：粒子凝集法
HI（hemagglutination inhibition）：赤血球凝集抑制法
LA（latex agglutination）：ラテックス凝集法
IAHA（immune adherence hemagglutination）：免疫付着赤血球凝集法

表2 代表的ワクチン予防可能疾患の発症予防レベル抗体価

ワクチン	抗体測定方法	発症予防レベル抗体価
ジフテリア	NT	0.01〜0.1 IU/mL
A型肝炎	EIA	10 mIU/mL
B型肝炎	EIA	10 mIU/mL
Hib結合型	EIA	0.15μg/mL
インフルエンザ	HI	40倍
日本脳炎	NT	10倍
麻疹	マイクロNT	120 mIU/mL
ムンプス		Not defined
百日咳	EIA(PT)	5単位
肺炎球菌	EIA	0.20〜0.35μg/mL（小児）
	Opsonophagocytosis	8倍
ポリオ	NT	4〜8倍
狂犬病	NT	0.5 IU/mL
ロタウイルス		Not defined
風疹	免疫沈降	10〜15 IU/mL
破傷風	NT	0.1 IU/mL
水痘	FAMA	4倍
	gpELISA	5 IU/mL
黄熱	NT	5倍

FAMA（fluorscent antibody to membrane antigen）：細胞膜抗原蛍光抗体法
gpELISA（glycoprotein-based enzyme-linked immunosorbent assay）：糖蛋白抗原酵素免疫法

参考資料

1) 庵原俊昭. 小児感染症の基本的考え方. 日小皮会誌. 1. 2006；25：93-6.
2) 庵原俊昭. ウイルス検査法とその評価. 2007SRL宝函. 2007：s4-s16.
3) 庵原俊昭. 麻疹・風疹・ムンプス（流行性耳下腺炎）・水痘対策：抗体測定とその評価. CAMPUS HEALTH. 2008；45：9-14.
4) 庵原俊昭, 中野貴司, 二井立恵, 他. 風疹・麻疹抗体測定法の標準化に関する研究：抗体測定方法の互換性と感染予防レベルの検討. ウイルス感染症の体外診断薬の再評価に関する基盤整備に関する研究（研究代表者：小林和夫）：平成21年度総括・分担研究報告書. 2010：19-25.
5) 庵原俊昭. ワクチンと免疫：小児保健研. 2007；69：830-2.
6) 庵原俊昭. 抗体検査：目的・結果・次にすることは. 小児感染免疫. 2011；23：89-95.
7) Plotkin SA. Correlates of protection induced by vaccination. Clin Vaccine Immunol. 2010；17：1055-65.
8) Plotkin SA. Correlates of vaccine-induced immunity. Clin Infect Dis. 2008；47：401-9.

1-4 用語の解説

①コルチコステロイド（グルココルチコイド）

副腎皮質より産生されるホルモンの総称で、ストレスや侵襲などの様々な要因によって体内から分泌される。医薬品としても使用され、用量依存性に免疫抑制作用を発揮する。

本ガイドラインでは「ステロイド」と呼称を統一する。

②免疫抑制薬

免疫系の活動を抑制または阻害するために用い、すべての免疫機能を非特異的に抑制する薬剤である。ステロイドだけでは効果が乏しい場合や副作用により減量や中止を余儀なくされる場合などの補助的選択薬として使用されることが多い。

③免疫調整薬

免疫細胞の働きをコントロールする薬剤で、正常の免疫能には影響せずに異常な免疫機能を正常化する役割をもつ。免疫抑制薬と比較して、効果が穏やかで、副作用も比較的少ないため、これまでよく使用されてきた。ブシラミン、サラゾスルファピリジン、金チオリンゴ酸ナトリウム、オーラノフィン、レフルノミドなどが代表的な薬剤である。

④生物学的製剤

生物学的製剤は、従来からワクチン類、毒素およびトキソイド類、抗毒素類およびレプトスピラ血清類、血液製剤類、生物学的試験用製剤類、混合生物学的製剤、その他の生物学的製剤に分類されている。

本ガイドラインでは、「その他の生物学的製剤」にあたるバイオ製品（インターフェロン類、トシリズマブ、インフリキシマブ、エタネルセプト、アダリズマブ、リツキシマブなど）のことを指すものとする。

参考資料

http://www.rheuma-net.or.jp/rheuma/rm400/library/pdf/guideline5to8.pdf#search

第2章 移植

2-1 小児固形臓器移植患者への予防接種

No	クリニカルクエスチョン	ステートメント	推奨グレード	ページ
CQ1	固形臓器移植を予定している患者に接種が推奨される定期・任意接種は何か	日本小児科学会が推奨するすべての予防接種を定期・任意接種の接種可能な期間を参考に済ませることが望ましい。原疾患にかかわる禁忌事項がない場合は可能な限り多くのワクチンを移植前に同時接種することを前提に接種すべきである	A	11
CQ2	固形臓器移植を予定している患者に接種するワクチンは、どのような優先順位でどの時期に行うべきか	水痘ワクチン、麻しん・風しん(MR)ワクチンを優先させる。年齢・移植臓器・疾患の流行状況を加味してB型肝炎、ムンプス、DPT-IPV、肺炎球菌ワクチン、インフルエンザ菌b型(Hib)ワクチン、インフルエンザワクチン接種の優先順位を決定する	B-C1	13
		水痘ワクチンは生後12か月、MRワクチンは生後6か月以降であれば接種可能である。生ワクチンは移植3週間前まで、不活化ワクチンは明確な制限はない	C1	
CQ3	固形臓器移植を予定している患者に追加接種を考慮すべきワクチンはあるか	2回接種で効果がより確実となる水痘ワクチンなどについては移植前に2回接種をすることが望ましい	B	14
		B型肝炎の抗体価を測定し、必要に応じて追加接種を行う	C1	

No	クリニカルクエスチョン	ステートメント	推奨グレード	ページ
CQ4	固形臓器移植患者において移植後に不活化ワクチンを接種した場合は拒絶の誘因にならないか。また、いつ頃から接種可能か	不活化ワクチン接種と拒絶を結びつける根拠はなく、移植後に必要な不活化ワクチンを接種することが推奨される	B	17
		接種に際しては患者の状態が安定していることが前提で、接種時期はインフルエンザワクチンで移植後6か月以降、その他のワクチンは移植後1年をめどとする	B-C1	
CQ5	固形臓器移植患者において生ワクチンの接種は可能か	移植後の生ワクチン接種は原則として推奨されないが、水痘・麻しん・風しん・ムンプスワクチンについては流行状況などを加味し、各施設で臨床研究として施行することを考慮する	C2	19
CQ6	固形臓器移植患者において移植後の抗体価検査と追加接種を行う必要性はあるか	移植後にHBs抗体価をフォローして必要に応じて追加接種を推奨する	C1	22
		移植後に麻疹・風疹・水痘・ムンプスの抗体価を測定することを推奨する	C1	
CQ7	固形臓器移植患者の同居家族に推奨されるワクチンは何か	患者周囲の医療従事者、濃厚接触者、家族は不活化ワクチンによる予防接種を積極的に受けるべきである	C1	23
		患者の家族への生ワクチン接種後はワクチンウイルスの排泄に注意すべきである	C1	
		移植ドナーとなる患者の家族は、予防接種歴を確認して必要なワクチンを接種すべきである。ただし、生ワクチン接種は移植3週間前までには終了すべきである	C1	

CQ1：固形臓器移植を予定している患者に接種が推奨される定期・任意接種は何か

ステートメント

日本小児科学会が推奨するすべての予防接種を定期・任意接種の接種可能な期間を参考に済ませることが望ましい。原疾患にかかわる禁忌事項がない場合は可能な限り多くのワクチンを移植前に同時接種することを前提に接種すべきである（推奨グレードA）

背景

固形臓器移植を受けた患者は、原疾患、移植に伴う解剖学的異常や免疫抑制薬の長期投与による易感染状態にある。これらの患者におけるvaccine preventable diseases（VPD）は、生命予後に直結する重大な感染症である。

不活化ワクチンで予防可能な疾患であるインフルエンザウイルス感染症が重症化し[1,2]、あるい

は急性拒絶反応の誘因となること[3]が報告されている。肺炎球菌についても、移植後の小児患者における侵襲性感染症の頻度の上昇や[4]、反復性の菌血症[5]の報告がある。B型肝炎については固形臓器移植後の移植片からの感染事例もしばしば報告され、発症時は予後も不良であることが知られている[6,7]。同様にA型肝炎についても劇症化のリスクが高いことが知られている。ヒトパピローマウイルス（HPV）感染者については、女性の場合には上皮内癌（CIN）のリスクが健常人に比して20～100倍、肛門癌のリスクは男女ともに高まることが報告されている[8]。

生ワクチンが対象となるVPDについても様々な報告が存在する。水痘は、免疫抑制状態だと内臓臓器障害を起こし、時に多臓器不全に至ることがある。死亡率は報告によって0～80％と様々だが、総じてみると、死亡率は約7％にものぼり、健常人で報告されている0.002～0.004％に比べて極めて予後不良であることが知られている[9]。免疫不全者の麻疹罹患による死亡率は高く、肺炎や脳炎合併例が報告されているが、移植後患者についての疫学は不明である。風疹やムンプスについては一般的に免疫抑制療法中に罹患しても比較的予後は良好であると報告されており、免疫不全患者における死亡率は不明である。ムンプスについては、腎移植後患者での間質性腎炎例が報告されている[10]。

解説

移植前の小児は、それぞれの基礎疾患に基づく禁忌事項がない限り、通常のスケジュールに従い予防接種を行うべきである。有効性は基礎疾患により異なり、移植前の予防接種による移植後の感染症予防効果を直接検討した報告は少ないが、以下に述べるように移植後もそれぞれのワクチンによる抗体残存が確認されていることや、水痘ワクチンなどでは疾病予防効果の報告もある。

なお、移植患者では原疾患に応じた予防接種の禁忌・注意事項に留意する必要がある。特に先天性代謝異常症では予防接種を契機とした急性増悪の報告も散見される。近年の検討では先天代謝異常症全般における副反応出現率は健常児と変わらないと報告されている[11,12]が、個々の疾患についての知見は少なく、症例ごとに専門医の意見をもとに、状態が安定していることを確認し接種を行うことが必要である[13]。移植前の患者において原疾患の治療目的にステロイドや免疫抑制薬が使用されている状況では、本ガイドライン中の該当する章の適応基準に従う。原則として高用量のステロイド投与中は、生ワクチンは接種できないが、不活化ワクチンは接種可能。高用量でなければステロイド投与中でも、生ワクチンを含むすべての予防接種は接種可能である。

移植前のワクチン接種の有効性と安全性を評価した対照研究は存在しなかった。一方で、いくつかの観察研究からは移植前の生ワクチン接種による抗体陽転率は80～90％にものぼること、移植後に減衰は認められるものの50％前後に抗体残存が確認されることが報告されている[14]（エビデンスレベルV）。固形臓器移植患者で、移植前ワクチン接種により抗体陽転化が得られる条件は現時点では明確でない。腎移植前の水痘ワクチン接種（700人以上の小児）により、移植後の水痘や帯状疱疹が減ったという報告や水痘ワクチンの2回接種による抗体陽転率は98％と報告されている[15]（エビデンスレベルIVa）。また、移植前に接種したMMRについても90％以上の陽転率が見られている[14]。不活化ワクチンについては観察研究から、移植後は抗体価が減衰することが確認されている[16]が、多くの場合は不活化ワクチンの単回追加接種により高率に抗体価の上昇が確認されること[17]から、移植前のワクチン接種による基礎免疫獲得が示唆される（エビデンスレベルIV）。BCGは接種後数か月間にわたり生菌が残存するため接種は積極的には推奨されないが（エビデンスレベルVI）、その後の固形臓器移植に伴う免疫抑制による播種や局所感染の悪化は報告されていな

いため、接種が行われた場合でも移植の禁忌とはならない。

可能な限り多くのワクチンを移植前に同時接種する方針は当委員会構成員ならびに各学会のコンセンサスであり、諸外国におけるガイドラインIDSA/AAP/ACIP/ATS/AJTの推奨でもある[18〜22]。本邦の健常児における同時接種の検討では、同時接種による重篤な副反応の発生頻度の上昇はなく抗体獲得にも問題はないとされている。肺炎球菌ワクチンの市販後調査では他のワクチンとの同時接種で発熱の発生率が若干高くなることが確認されている。固形臓器移植患者における同時接種に関しては、少数ながら国内の検討があり[23]、特記すべき問題のないことが記されている。一度に接種可能なワクチンの数には特に制限はないが、最終的には患者・患者家族との相談のもと決定される。固形臓器移植を予定している患者における予防接種の効果は基礎疾患に依存するが、移植後の免疫抑制状態におけるワクチンの有効性や安全性にはさらに不確実な部分があることから、移植前の予防接種を極力進める必要がある[24, 25]。特に生ワクチンは、移植後は原則として禁忌であり、移植前に可能な限り接種すべきである。

CQ2：固形臓器移植を予定している患者に接種するワクチンはどのような優先順位でどの時期に行うべきか

ステートメント
水痘ワクチン、麻しん・風しん(MR)ワクチンを優先させる。年齢・移植臓器・疾患の流行状況を加味してB型肝炎、ムンプス、DPT-IPV、肺炎球菌ワクチン、インフルエンザ菌b型(Hib)ワクチン、インフルエンザワクチン接種の優先順位を決定する(推奨グレードB-C1)
水痘ワクチンは生後12か月、MRワクチンは生後6か月以降であれば接種可能である。生ワクチンは移植3週間前まで、不活化ワクチンは明確な制限はない(推奨グレードC1)

背景
臓器移植を前に機会が限られる中で多数のワクチン接種を実現することは困難である。ワクチンの優先順位や、通常の推奨接種時期から外れた接種の妥当性、移植前いつまでであれば接種が可能かなどを検討する必要がある。

解説
予防接種の優先順位は、①基礎疾患ごとの疾病の重症度、②疾患の流行状況や接触機会、③移植後の接種機会が考慮される。

固形臓器移植患者におけるVPDのリスクについては前述のとおりであるが、なかでも麻疹・水痘は重症度が高く、死亡例の報告もある。

接種時期についての制約は定期接種としての推奨接種時期、あるいは添付文書における接種対象年齢が存在する。MRワクチンの接種時期は定期接種の場合、生後12か月から24か月未満であるが、それ以外の時期に任意接種として接種することは可能で、接種機会を広げるため12か月未満の接種も可能である。生ワクチンの接種効果は1歳未満の乳児では劣ることが知られているが、麻疹流行国では生後6か月以降の接種が行われていることも多く、移植を控えた患者においては接種時期の前倒しを行い、その後時間的に余裕があれば2回目の接種が推奨される。水痘ワクチンについては添付文書上、対象年齢は12か月以上になっているが、有益性が不利益を上回ると考えられる場合には接種を考慮する。ただし、高用量ステロイド(プレドニゾロン換算、2mg/kg/日また

は体重が10kg以上の児であれば20mg/日以上)の内服中は接種を避けることが望ましい。12か月未満の患者に接種を行う場合は臨床研究として実施するのが望ましい。

　固形臓器移植患者に対する移植前のワクチン接種はいつまでに行うべきかについて、直接検討した報告は存在しなかった。また、移植前のワクチン接種や接種時期と移植後の有害事象を関連付けた報告は存在しなかった。一方でワクチン接種は患者の免疫を誘導する行為であることから、移植前のワクチン接種が移植臓器の拒絶の誘因になる理論上の懸念が存在する(エビデンスレベルⅥ)。また、移植後は免疫抑制状態になることも考慮すべきである。多くの施設では手術や麻酔前の予防接種について数週間の期間を空けることが規定となっているが、明確な根拠はない。上記を踏まえて、本ガイドライン共通の方針に従い、生ワクチンは移植前3週間前までに終了し、不活化ワクチンについては明確な制限はないが、移植1週間前までをめどとする。

CQ3：固形臓器移植を予定している患者に追加接種を考慮すべきワクチンはあるか

ステートメント
2回接種で効果がより確実となる水痘ワクチンなどについては移植前に2回接種をすることが望ましい(推奨グレードB)
B型肝炎の抗体価を測定し、必要に応じて追加接種を行う(推奨グレードC1)

解説

　接種の優先順位の高いワクチンについては、特に移植前に有効な免疫を獲得することが望ましい。そのためには抗体獲得を確認するか、生ワクチンの複数回接種の検討が必要である。腎移植前の水痘ワクチン接種(700人以上の小児)により、移植後の水痘や帯状疱疹が減ったという報告や水痘ワクチンの2回接種による抗体陽転率は98％と報告されている[15](エビデンスレベルⅣa)。水痘ワクチンについては一次不全が多いこと[26]から、日本小児科学会も一般的に3か月の間隔を開けて2回の接種を行うことを推奨しており、接種機会が限られる場合は最低4週間の間隔を空けての接種も考慮される。MRの追加接種は4週後に接種することも可能である。

　B型肝炎のリスクの高い肝移植患者については、抗体価を測定し、抗体が不十分の場合は追加の接種を行うことを考慮すべきである。B型肝炎ウイルスキャリアからの移植片を受けたレシピエントに対するB型肝炎ワクチンとグロブリン製剤を用いたde novo肝炎予防法は有効性が示されており、移植前の免疫獲得が同疾患の予防に重要であることを示している[16,27〜38](エビデンスレベルⅣa)。国内の指針としては厚生労働省「難治性の肝・胆道疾患に関する調査研究」班より「免疫抑制・化学療法により発症するB型肝炎対策」が報告されている(肝臓. 2009；50：38-42)。肝移植患者についてはA型肝炎ワクチンについても同様に接種を考慮すべきである。

　米国のACIPの勧告により2011年より、2歳以上の小児免疫不全者、2012年より成人の免疫不全患者に対して、小児用肺炎球菌ワクチン(13価肺炎球菌結合型ワクチン)完了後、8週間以上空けて23価肺炎球菌ポリサッカライドワクチンを1回接種すべきであるとされている。日本では、薬事法上は6歳以上の患者に対する13価肺炎球菌結合型ワクチンは未承認である。

> 文献検索

CQ1　固形臓器移植患者に対して移植前に不活化ワクチン・生ワクチンを接種した場合、移植後の感染予防効果・抗体陽性化率はどの程度か。
　P：固形臓器移植患者
　I：移植前の予防接種
　C：予防接種しない場合に対して
　O：移植後の感染予防効果・抗体陽性化はあるか
Search engine：PubMed
Search date：2013/04/03
Key words：(solid organ transplantation OR liver transplantation OR kidney transplantation OR heart transplantation OR small bowel transplantation)and(immunization OR vaccination)
　　　and pre-transplantation　0件
　　　and antibody 155件より選出

CQ2　固形臓器移植患者に対する移植前のワクチン接種はいつまでに行うべきか。
　P：固形臓器移植患者
　I：予防接種を移植前4週間以内に行った場合と
　C：予防接種を移植前4週間以前に行った場合で
　O：移植後の合併症に差があるか
Search engine：PubMed
Search date：2013/04/03
Key words：(solid organ transplantation or liver transplantation or kidney transplantation or heart transplantation or small bowel transplantation)and(immunization or vaccination)and("adverse effect" or "side effect")
　　　11件のうち該当する文献なし

> 参考文献

1) Kumar D, Michaels MG, Morris MI, et al. Outcomes from pandemic influenza A H1N1 infection in recipients of solid-organ transplants：a multicentre cohort study. Lancet Infect Dis. 2010；10：521-6.
2) Mauch TJ, Bratton S, Myers T, et al. Influenza B virus infection in pediatric solid organ transplant recipients. Pediatrics. 1994；94：225-9.
3) Vilchez RA, McCurry K, Dauber J, et al. Influenza virus infection in adult solid organ transplant recipients. Am J Transplant. 2002；2：287-91.
4) Stovall SH, Ainley KA, Mason EO Jr, et al. Invasive pneumococcal infections in pediatric cardiac transplant patients. Pediatr Infect Dis J. 2001；20：946-50.
5) Schutze GE, Mason EO Jr, Wald ER, et al. Pneumococcal infections in children after transplantation. Clin Infect Dis. 2001；33：16-21.
6) Wedemeyer H, Pethig K, Wagner D, et al. Long-term outcome of chronic hepatitis B in heart transplant recipients. Transplantation. 1998；66：1347-53.
7) Pessoa MG, Terrault NA, Ferrell LD, et al. Hepatitis after liver transplantation：the role of the known and unknown viruses. Liver Transpl Surg. 1998；4：461-8.
8) Avery RK, Michaels M. Update on immunizations in solid organ transplant recipients：what clinicians need to know. Am J Transplant. 2008；8：9-14.
9) 亀井宏一, 宮園明典, 佐藤　舞, 他. 免疫抑制薬内服中の腎疾患患者への弱毒生ワクチン接種の有効性と安全性についての検討. 日児腎誌. 2012；24：179-86.
10) Baas MC, van Donselaar KA, Florquin S, et al. Mumps：not an innocent bystander in solid organ transplantation. Am J Transplant. 2009；9：2186-9.
11) Morgan TM, Schlegel C, Edwards KM, et al. Vaccines are not associated with metabolic events in

children with urea cycle disorders. Pediatrics. 2011；127：e1147-53.
12) Klein NP, Aukes L, Lee J, et al. Evaluation of immunization rates and safety among children with inborn errors of metabolism. Pediatrics. 2011；127：e1139-46.
13) Menni F, Chiarelli G, Sabatini C, et al. Vaccination in children with inborn errors of metabolism. Vaccine. 2012；30：7161-4.
14) Kano H, Mizuta K, Sakakihara Y, et al. Efficacy and safety of immunization for pre- and post-liver transplant children. Transplantation. 2002；74：543-50.
15) Broyer M, Tete MJ, Guest G, et al. Varicella and zoster in children after kidney transplantation：long-term results of vaccination. Pediatrics. 1997；99：35-9.
16) Diana A, Posfay-Barbe KM, Belli DC, et al. Vaccine-induced immunity in children after orthotopic liver transplantation：a 12-yr review of the Swiss national reference center. Pediatr Transplant. 2007；11：31-7.
17) Eckerle I, Rosenberger KD, Zwahlen M, et al. Serologic vaccination response after solid organ transplantation：a systematic review. PLoS One. 2013；8：e56974.
18) Burroughs M, Moscona A. Immunization of pediatric solid organ transplant candidates and recipients. Clin Infect Dis. 2000；30：857-69.
19) Lopez MJ, Thomas S. Immunization of children after solid organ transplantation. Pediatr Clin North Am. 2003；50：1435-49, ix-x.
20) American Academy of Pediatrics. Immunocompromised children. In: Red Book: 2012 Report of the Committee on Infectious Diseases, 29th, Pickering LK (Ed), American Academy of Pediatrics, Elk Grove Village, IL 2012. p.74
21) Danzinger-Isakov L, Kumar D, Practice ASTIDCo. Guidelines for vaccination of solid organ transplant candidates and recipients. Am J Transplant. 2009；9 Suppl 4：S258-62.
22) Rubin LG, Levin MJ, Ljungman P, et al. 2013 IDSA Clinical Practice Guideline for Vaccination of the Immunocompromised Host. Clinical infectious diseases：an official publication of the Infectious Diseases Society of America 2013.
23) 齋藤昭彦, 勝田友博, 菅原美絵, 他. 基礎疾患をもつ小児に対する同時接種によるワクチン接種. 日児誌 2012；116：823-6.
24) Campbell AL, Herold BC. Immunization of pediatric solid-organ transplantation candidates：immunizations in transplant candidates. Pediatr Transplant. 2005；9：652-61.
25) Abuali MM, Arnon R, Posada R. An update on immunizations before and after transplantation in the pediatric solid organ transplant recipient. Pediatr Transplant. 2011；15：770-7.
26) Bonanni P, Gershon A, Gershon M, et al. Primary versus secondary failure after varicella vaccination：implications for interval between 2 doses. Pediatr Infect Dis J. 2013；32：e305-13.
27) Avery RK, Ljungman P. Prophylactic measures in the solid-organ recipient before transplantation. Clin Infect Dis. 2001；33 Suppl 1：S15-21.
28) Chang SH, Suh KS, Yi NJ, et al. Active immunization against de novo hepatitis B virus infection in pediatric patients after liver transplantation. Hepatology. 2003；37：1329-34.
29) Chen YS, Wang CC, de Villa VH, et al. Prevention of de novo hepatitis B virus infection in living donor liver transplantation using hepatitis B core antibody positive donors. Clin Transplant. 2002；16：405-9.
30) Duca P, Del Pont JM, D'Agostino D. Successful immune response to a recombinant hepatitis B vaccine in children after liver transplantation. J Pediatr Gastroenterol Nutr. 2001；32：168-70.
31) Ishigami M, Kamei H, Nakamura T, et al. Different effect of HBV vaccine after liver transplantation between chronic HBV carriers and non-HBV patients who received HBcAb-positive grafts. J Gastroenterol. 2011；46：367-77.
32) Jankowska I, Pawlowska J, Teisseyre M, et al. Prevention of de novo hepatitis B virus infection by vaccination and high hepatitis B surface antibodies level in children receiving hepatitis B virus core antibody-positive living related donor liver：case reports. Transplant Proc. 2007；39：1511-2.

33) Lee KW, Lee DS, Lee HH, et al. Prevention of de novo hepatitis B infection from HbcAb-positive donors in living donor liver transplantation. Transplant Proc. 2004；36：2311-2.
34) Lin CC, Chen CL, Concejero A, et al. Active immunization to prevent de novo hepatitis B virus infection in pediatric live donor liver recipients. Am J Transplant. 2007；7：195-200.
35) Ni YH, Ho MC, Wu JF, et al. Response to booster hepatitis B vaccines in liver-transplanted children primarily vaccinated in infancy. Transplantation. 2008；86：1531-5.
36) Park JB, Kwon CH, Lee KW, et al. Hepatitis B virus vaccine switch program for prevention of de novo hepatitis B virus infection in pediatric patients. Transpl Int. 2008；21：346-52.
37) Su WJ, Ho MC, Ni YH, et al. High-titer antibody to hepatitis B surface antigen before liver transplantation can prevent de novo hepatitis B infection. J Pediatr Gastroenterol Nutr. 2009；48：203-8.
38) Cholongitas E, Papatheodoridis GV, Burroughs AK. Liver grafts from anti-hepatitis B core positive donors：a systematic review. J Hepatol. 2010；52：272-9.

CQ4：固形臓器移植患者において移植後に不活化ワクチンを接種した場合は拒絶の誘因にならないか。また、いつ頃から接種可能か

ステートメント

一般的な不活化ワクチン接種と拒絶を結びつける根拠はなく、移植後に必要な不活化ワクチンを接種することが推奨される（推奨グレードB）

接種に際しては患者の状態が安定していることが前提で、接種時期はインフルエンザワクチンで移植後6か月以降、その他のワクチンは移植後1年をめどとする（グレードB-C1）

背景

移植後のワクチン接種の適否を考える上では、対象となる各疾患の流行状況、患者がその疾患に罹患した場合のリスク、ワクチンの有効性を総合的に判断する必要がある。固形臓器移植患者において最も懸念される有害事象としての拒絶の可能性、各ワクチンの有効性について検証した。

解説

移植後の不活化ワクチン接種と拒絶反応について

移植後の患者に対する不活化ワクチンに関する知見はインフルエンザワクチンの経験と報告によるものが多く、有効性と安全性が確認されている[1]。他の不活化ワクチンに関するエビデンスは限られ、観察研究による抗体価と副反応の検証にとどまる。アジュバントを添加したH1N1インフルエンザワクチンと心臓移植後患者における急性拒絶の関連を示した報告があり、アジュバント添加インフルエンザワクチンの使用は避けるべきと考えられるが、本邦において同ワクチンは実用化されていない[2]。全般的に接種後には抗体価の上昇が認められ、重篤な副反応の報告はなく、また最大の懸念である不活化ワクチン接種と拒絶を結びつける根拠はないことから、通常の予防接種スケジュールに基づいて行うことが可能とされる。逆に、成人腎移植患者において接種群において生命予後や臓器予後が非接種群より優れているという報告もある（エビデンスレベルⅢ）。

接種すべきワクチンとしてDPT-IPV、Hib、HBV、HAV、13価肺炎球菌結合型ワクチン（PCV13）、インフルエンザワクチンが挙げられる。そのほかに、23価肺炎球菌多糖体ワクチンも考慮される。

開始時期は免疫状態が回復した移植後6か月以降とAAP（American Academy of Pediatrics）/RedbookやATS（American Thoracic Society）に推奨されているが、移植の種類、免疫抑制薬の違い、

施設ごとにスケジュールは異なり、本邦ではインフルエンザワクチン以外の不活化ワクチンは移植後12か月をめどに施行されることが多い。原則として現時点では日本小児科学会の推奨するキャッチアップワクチンスケジュールに従う（http：//www.jpeds.or.jp/modules/general/index.php？content_id＝8）。

肺炎球菌ワクチン

小児固形臓器移植後患者を対象に肺炎球菌ワクチン（PCV7）を接種し、引き続き23価肺炎球菌多糖体ワクチン（PPSV23）を接種することによるブースター効果が報告されている[3,4]（エビデンスレベルⅣ）。局所反応や発熱は健常児と同等の頻度で認めたが、重篤な副反応を認めることはなかった。

成人の心臓移植患者における肺炎球菌ワクチンの検証では、PPSV23接種後に9つの血清型抗体価を調査しており、8つ以上の血清型に対する抗体を獲得している割合は75～100％と報告されている[5]。

ジフテリア、百日せき、破傷風、ポリオワクチン

通常の定期接種スケジュールや日本小児科学会のキャッチアップスケジュールに従いDPT-IPVあるいはDPTとIPVの接種を進めるべきである。移植前に接種した場合、これらの病原体に対する抗体価が減衰することが確認されているが、追加接種の是非については不明である[6,7]。欧米では他の健常児と同様に11～12歳でTdap接種が行われるが、本邦では通常の接種スケジュールに則り、10歳時にDT接種を行うべきである。移植後の接種の有効性についてのデータは少ないが、成人の腎移植患者ではTd接種後の破傷風抗体の獲得が確認されている。抗ジフテリア抗体は89％が獲得するが1年後の抗体残存率は38％であった。不活化ポリオワクチンについては、接種前に3種類の血清型すべてに対する抗体を保有していた成人固形臓器移植患者は3％に過ぎなかったが、1回の接種で92％に抗体上昇が確認され（エビデンスレベルⅣa）、拒絶反応症例もないことが確認されている[8]。百日咳に対する免疫獲得の情報は文献上存在しない。

肝移植後のHBVワクチンについては、de novo肝炎予防のHBVワクチンプロトコールがあり、有効性が報告されている[7,9～19]。

日本脳炎ワクチン

移植後の患者に対する日本脳炎ワクチンの有効性と安全性を検討した文献は存在しなかった。原則として定期接種（北海道では任意接種）で定められているスケジュールに従い接種を進めて、流行地への移住などがあればより積極的に考慮する。

インフルエンザワクチン

インフルエンザワクチンについては、多数の前方視的検討を含む報告が成人領域を中心になされており、健常人と同様の安全性と有効性が確認されている[1,9,20～26]（エビデンスレベルⅢ）。特に、成人腎移植患者において、接種群での生命予後や臓器予後が非接種群より優れているという報告もある[27]。小児においても、健常児と同様の抗体獲得率が報告されているため[23]、原則として健常児と同様の接種が推奨されている。国内からも不活化ワクチンの安全性と有効性が報告されている[28,29]。接種後の急性拒絶反応も報告されていない。2011年に米国移植学会が推奨するエビデンスレビューに基づき以下の内容のガイダンスが報告されている[1]。

- 季節性不活化ワクチン接種を移植前後の患者に対して推奨する。
 (WHO, ACIP, AST American Society of Transplantation推奨)
- 小児のインフルエンザワクチンは通常の接種方法に従う。生後6か月未満を除く。9歳未満で過去の接種歴がないものは4週間隔で2回投与。
- 経鼻生ワクチンは推奨されない
- 移植後3か月あるいは、免疫抑制療法強化後3か月以内の投与を避けるべきである
- インフルエンザ流行期やパンデミックに際しては移植後1～3か月以内でも投与は可能とするが、効果は減弱する可能性がある。このような患者に対しては流行が続いている場合は再投与を考慮する。
- 以下は推奨されない
  - 高用量インフルエンザワクチン
  - アジュバント添加ワクチン
  - 皮内投与
  - 同じシーズン中の追加免疫(成人の場合)
- 移植患者の家族等はインフルエンザワクチンを受けるべきである。原則として不活化ワクチンで接種を行う。
- 移植患者と接触する医療従事者はインフルエンザワクチン接種を受けるべきである。原則として不活化ワクチンで接種を行う。
- 移植ドナーが7日以内にインフルエンザ生ワクチンの投与を受けていた場合でも、移植には支障はない。
- 鶏あるいは卵に対する重度なアレルギー既往のあるものは接種を見合わせて、アレルギーの専門医に相談する。

(文献31より)

CQ5：固形臓器移植患者において生ワクチンの接種は可能か

ステートメント

移植後の生ワクチン接種は原則として推奨されないが、水痘・麻しん・風しん・ムンプスワクチンについては流行状況などを加味し、各施設で臨床研究として施行することを考慮する(推奨グレードC2)

背景

現時点における移植後の生ワクチン(麻しん・風しん・MR・水痘・ムンプス・OPV・BCG)接種に関する知見は限られている。免疫抑制状態にある患者においてはワクチン株そのものによる感染症をはじめ、拒絶などの副反応を誘起する可能性を考えて、原則として禁忌とされている。水痘ワクチンは一部免疫抑制患者に対する適応があるものの、臓器移植患者に対する適応は現在ない。

一方で、本邦では水痘、ムンプスの持続的な流行が認められている。また、免疫の未獲得層が存在し、2012年より風疹の流行が認められ、麻疹も将来的な流行のリスクを抱えているものと思われる。2013～2014年には麻疹の輸入事例もあり、依然としてリスクは存在する。

解説

これらの疾患の重症度を考慮し一部の施設では、移植臓器の機能や全身状態が安定しており、免疫抑制薬が最小限になっていることを条件に、移植後の生ワクチンの接種を行っている。実施に当たっては臨床研究として倫理委員会での検討や十分なインフォームドコンセントを得ることが必要である。過去の報告例における有効性、安全性のデータを集積した結果、計132人(肝移植後106人、腎移植後23人、心臓移植後1人、小腸移植後1人、肝+小腸移植後1人)における抗体獲得率：

192接種中146人(76％)であった。副反応：発熱5人、局所反応(発赤など)8人、臓器急性拒絶1人、水痘発疹7人、耳下腺腫脹1人　計22人(11％)が報告されている[29,30]（エビデンスレベルⅣ）。

　移植後患者における生ワクチン接種の有効性と安全性を担保する至適条件、時期については明確ではない。各報告で独自の基準が設けられており、移植後の時期は(乳幼児6か月〜2年後以降)、投与中の免疫抑制薬の種類、数、量についてもバラつきがある。肝移植については拒絶が最低1〜6か月以上ないこと、免疫学的条件を用いていないものと用いているもの(幼児：リンパ球数＞1,500/mm^3、CD4$^+$細胞数＞700/mm^3、学童：リンパ球数＞1,000/mm^3、CD4$^+$細胞数＞500/mm^3、全年齢：血清IgG＞500mg/dL、PHAリンパ球幼若化反応正常)[30,31]などを条件に接種が行われているという報告がある(エビデンスレベルⅣ)。腎移植については報告が少ないが、原疾患が安定していることを前提として、リンパ球数＞1,500/mm^3 [32]や腎移植後6か月以上経過しており繰り返し感染がないこと[33]などが報告されている。

文献検索

CQ4　移植後の不活化ワクチン接種は拒絶反応の誘因にならないか。
　P：固形臓器移植患者
　Ｉ：不活化ワクチン接種を移植後に行った場合
　C：不活化ワクチン接種を行わない場合
　O：移植後の拒絶反応や有害事象に差を認めるか
(solid organ transplantation or liver transplantation or kidney transplantation or heart transplantation or small bowel transplantation) and (immunization or vaccination) and "graft rejection"
　44件より選出

移植後の生ワクチン接種の安全性と有効性はどの程度か。
　P：固形臓器移植患者
　Ｉ：生ワクチン接種を移植後に行った場合
　C：生ワクチン接種を行わない場合
　O：移植後の拒絶反応や有害事象に差を認めるか
(solid organ transplantation or liver transplantation or kidney transplantation or heart transplantation or small bowel transplantation) and (immunization or vaccination) and (varicella or mumps or measles or rubella or yellow fever)
　85件より選出

参考文献

1) Kumar D, Morris MI, Kotton CN, et al. Guidance on novel influenza A/H1N1 in solid organ transplant recipients. Am J Transplant. 2010；10：18-25.
2) Schaffer SA, Husain S, Delgado DH, et al. Impact of adjuvanted H1N1 vaccine on cell-mediated rejection in heart transplant recipients. Am J Transplant. 2011；11：2751-4.
3) Barton M, Wasfy S, Dipchand AI, et al. Seven-valent pneumococcal conjugate vaccine in pediatric solid organ transplant recipients：a prospective study of safety and immunogenicity. Pediatr Infect Dis J. 2009；28：688-92.
4) Lin PL, Michaels MG, Green M, et al. Safety and immunogenicity of the American Academy of Pediatrics--recommended sequential pneumococcal conjugate and polysaccharide vaccine schedule in pediatric solid organ transplant recipients. Pediatrics. 2005；116：160-7.
5) Dengler TJ, Strnad N, Bühring I, et al. Differential immune response to influenza and pneumococcal vaccination in immunosuppressed patients after heart transplantation. Transplantation. 1998；66：1340-7.

6) Balloni A, Assael BM, Ghio L, et al. Immunity to poliomyelitis, diphtheria and tetanus in pediatric patients before and after renal or liver transplantation. Vaccine. 1999；17：2507-11.
7) Diana A, Posfay-Barbe KM, Belli DC, et al. Vaccine-induced immunity in children after orthotopic liver transplantation：a 12-yr review of the Swiss national reference center. Pediatr Transplant. 2007；11：31-7.
8) Huzly D, Neifer S, Reinke P, et al. Routine immunizations in adult renal transplant recipients. Transplantation. 1997；63：839-45.
9) Avery RK, Ljungman P. Prophylactic measures in the solid-organ recipient before transplantation. Clin Infect Dis. 2001；33 Suppl 1：S15-21.
10) Chang SH, Suh KS, Yi NJ, et al. Active immunization against de novo hepatitis B virus infection in pediatric patients after liver transplantation. Hepatology. 2003；37：1329-34.
11) Chen YS, Wang CC, de Villa VH, et al. Prevention of de novo hepatitis B virus infection in living donor liver transplantation using hepatitis B core antibody positive donors. Clin Transplant. 2002；16：405-9.
12) Duca P, Del Pont JM, D'Agostino D. Successful immune response to a recombinant hepatitis B vaccine in children after liver transplantation. J Pediatr Gastroenterol Nutr. 2001；32：168-70.
13) Ishigami M, Kamei H, Nakamura T, et al. Different effect of HBV vaccine after liver transplantation between chronic HBV carriers and non-HBV patients who received HBcAb-positive grafts. J Gastroenterol. 2011；46：367-77.
14) Jankowska I, Pawlowska J, Teisseyre M, et al. Prevention of de novo hepatitis B virus infection by vaccination and high hepatitis B surface antibodies level in children receiving hepatitis B virus core antibody-positive living related donor liver：case reports. Transplant Proc. 2007；39：1511-2.
15) Lee KW, Lee DS, Lee HH, et al. Prevention of de novo hepatitis B infection from HbcAb-positive donors in living donor liver transplantation. Transplant Proc. 2004；36：2311-2.
16) Lin CC, Chen CL, Concejero A, et al. Active immunization to prevent de novo hepatitis B virus infection in pediatric live donor liver recipients. Am J Transplant. 2007；7：195-200.
17) Ni YH, Ho MC, Wu JF, et al. Response to booster hepatitis B vaccines in liver-transplanted children primarily vaccinated in infancy. Transplantation. 2008；86：1531-5.
18) Park JB, Kwon CH, Lee KW, et al. Hepatitis B virus vaccine switch program for prevention of de novo hepatitis B virus infection in pediatric patients. Transpl Int. 2008；21：346-52.
19) Su WJ, Ho MC, Ni YH, et al. High-titer antibody to hepatitis B surface antigen before liver transplantation can prevent de novo hepatitis B infection. J Pediatr Gastroenterol Nutr. 2009；48：203-8.
20) Dehghani SM, Shakiba MA, Ziaeyan M, et al. Vaccination status in pediatric liver transplant candidates. Pediatr Transplant. 2009；13：820-2.
21) Kelen K, Ferenczi D, Jankovics I, et al. H1N1 vaccination in pediatric renal transplant patients. Transplant Proc. 2011；43：1244-6.
22) Long CB, Ramos I, Rastogi D, et al. Humoral and cell-mediated immune responses to monovalent 2009 influenza A/H1N1 and seasonal trivalent influenza vaccines in high-risk children. J Pediatr. 2012；160：74-81.
23) Madan RP, Tan M, Fernandez-Sesma A, et al. A prospective, comparative study of the immune response to inactivated influenza vaccine in pediatric liver transplant recipients and their healthy siblings. Clin Infect Dis. 2008；46：712-8.
24) Mauch TJ, Crouch NA, Freese DK, et al. Antibody response of pediatric solid organ transplant recipients to immunization against influenza virus. J Pediatr. 1995；127：957-60.
25) Molrine DC, Hibberd PL. Vaccines for transplant recipients. Infect Dis Clin North Am. 2001；15：273-305, xii.
26) Suzuki M, Torii Y, Kawada J, et al. Immunogenicity of inactivated seasonal influenza vaccine in adult and pediatric liver transplant recipients over two seasons. Microbiol Immunol. 2013；57：

27) Hurst FP, Lee JJ, Jindal RM, et al. Outcomes associated with influenza vaccination in the first year after kidney transplantation. Clin J Am Soc Nephrol. 2011；6：1192-7.
28) Gotoh K, Ito Y, Suzuki E, et al. Effectiveness and safety of inactivated influenza vaccination in pediatric liver transplant recipients over three influenza seasons. Pediatr Transplant. 2011；15：112-6.
29) Torii Y, Kimura H, Ochi N, et al. Immunogenicity of inactivated 2009 H1N1 influenza vaccine in pediatric liver transplant recipients. Vaccine. 2011；29：4187-9.
30) Shinjoh M, Miyairi I, Hoshino K, et al. Effective and safe immunizations with live-attenuated vaccines for children after living donor liver transplantation. Vaccine. 2008；26：6859-63.
31) 亀井宏一, 宮園明典, 佐藤　舞, 他. 免疫抑制薬内服中の腎疾患患者への弱毒生ワクチン接種の有効性と安全性についての検討. 日児腎誌. 2012；24：179-86.
32) Zamora I, Simon JM, Da Silva ME, et al. Attenuated varicella virus vaccine in children with renal transplants. Pediatr Nephrol. 1994；8：190-2.
33) Chaves SS, Haber P, Walton K, et al. Safety of varicella vaccine after licensure in the United States：experience from reports to the vaccine adverse event reporting system, 1995-2005. J Infect Dis. 2008；197 Suppl 2：S170-7.

CQ6：固形臓器移植患者において移植後の抗体価検査と追加接種を行う必要性はあるか

ステートメント

移植後にHBs抗体価をフォローして必要に応じて追加接種を推奨する（推奨グレードC1）

移植後に麻疹・風疹・水痘・ムンプスの抗体価を測定することを推奨する（推奨グレードC1）

解説

　移植後にVPDに対するワクチンによって獲得した免疫能は多くの場合に減衰することが確認されている（エビデンスレベルⅣ）。不活化ワクチンについて見ると移植後1年における抗体陽性率はDTaP-IPVに対して14％、HBVで32％、HAVで27％と著明な減衰が認められている[1]。HBs抗体については健常人と比して低下の度合いは早く、米国移植学会のガイドラインでは6～12か月ごとの再検査が推奨されている[2]（エビデンスレベルⅣ）。心臓・肺移植後の患者でも術前に受けたワクチンに対する抗体価が減衰していることが確認されている[3,4]。多くの場合は移植後の不活化ワクチンの単回追加接種により高率に抗体価の上昇を認めること[5]も確認されており、一般的なスケジュールに則った追加接種は必要である。現時点では報告は限られているが、将来的には移植後の再接種も考慮される。

　米国のガイドラインでは移植後1年をめどに患者の麻疹・風疹・水痘・ムンプスの抗体価を測定し、各疾患に対して患者が抱えるリスクを把握することが推奨されているが、患者に対する生ワクチン接種は現時点では推奨されていない[2]。患者周囲の家族の予防接種を推進し、また当該疾患に接触した際の対応の一助とはなる。これらの疾患との接触のリスクが比較的高い本邦では生ワクチン接種は慎重に検討すべきである（CQ5参照）。

> **文献検索**

CQ6 固形臓器移植患者において移植後の抗体価検査と追加接種を行う必要性はあるか。
　P：固形臓器移植患者
　I：移植後の抗体価検査を行い追加接種を行った場合と
　C：検査や追加接種を行わない場合
　O：感染予防効果に差が出るか

(solid organ transplantation or liver transplantation or kidney transplantation or heart transplantation or small bowel transplantation)and(immunization or vaccination)and(booster or re-immunization or re-vaccination)
　39件より選出

> **参考文献**

1) Diana A, Posfay-Barbe KM, Belli DC, et al. Vaccine-induced immunity in children after orthotopic liver transplantation：a 12-yr review of the Swiss national reference center. Pediatr Transplant. 2007；11：31-7.
2) Danzinger-Isakov L, Kumar D；AST Infectious Diseases Community of Practice. Guidelines for vaccination of solid organ transplant candidates and recipients. Am J Transplant. 2009；9 Suppl 4：S258-62.
3) Urschel S, Cremer S, Birnbaum J, et al. Lack of serologic immunity against vaccine-preventable diseases in children after thoracic transplantation. Transpl Int. 2010；23：619-27.
4) Urschel S, Rieck BD, Birnbaum J, et al. Impaired cellular immune response to diphtheria and tetanus vaccines in children after thoracic transplantation. Pediatr Transplant. 2011；15：272-80.
5) Eckerle I, Rosenberger KD, Zwahlen M, et al. Serologic vaccination response after solid organ transplantation：a systematic review. PLoS One. 2013；8：e56974.

CQ7：固形臓器移植患者の同居家族に推奨されるワクチンは何か

ステートメント

患者周囲の医療従事者、濃厚接触者、家族は不活化ワクチンによる予防接種を積極的に受けるべきである（推奨グレードC1）
患者の家族への生ワクチン接種後はワクチンウイルスの排泄に注意すべきである（推奨グレードC1）
移植ドナーとなる患者の家族は、予防接種歴を確認して必要なワクチンを接種すべきである。ただし、生ワクチン接種は移植3週間前までには終了すべきである（推奨グレードC1）

> **解　説**

　患者家族へのワクチン接種により、免疫不全患者の感染予防を可能とするエビデンスは存在しなかった。しかしながら患者家族を介した感染の事例は日常的に経験するものであり、一般的に免疫不全患者の家族に対するインフルエンザワクチン接種は強く推奨されている（エビデンスレベルⅥ）。同様に家族が不活化ワクチンを受けるデメリットは理論上存在せず、接種対象となる家族自身に適応があれば推奨される。
　一方で、生ワクチン接種後はワクチン株ウイルスの排泄が認められるため、家族へ接種する場合は注意が必要である。麻しん・風しんワクチン株、ムンプスワクチン株（国内使用の星野株・鳥居株）の水平伝播の報告はなく、家族への接種が推奨される（エビデンスレベルⅣ）。水痘は患者にとってリスクの高い疾患であり、基本的に罹患歴のない家族への2回接種が望ましい。ただし、水痘ワ

クチン株による軽症の水痘発症の報告は散見され、水痘ワクチンの接種を受けた家族は皮疹出現に注意し、出現した場合は移植患者との接触を避ける必要がある。皮疹の好発時期は接種後3週間程度（6～43日）とされており、ワクチン株による2次感染も稀ながら報告されている[1]。ロタウイルスワクチンは生ワクチンであることから、ウイルスを排泄して患者に伝播する可能性があり、接種後は手洗いなどに注意する必要がある。ポリオについてはIPV接種を原則とする。

移植ドナーとなる患者の家族は、予防接種歴を確認してドナー本人が必要なワクチンを接種すべきである。生ワクチンウイルスについては、移植片を介した伝播の可能性が理論上はあり、接種は移植3週間前までには終了すべきである。

文献検索

CQ7　固形臓器移植患者の同居家族に推奨されるワクチンは何か。
　P：固形臓器移植患者の同居家族に対して
　I：予防接種を行った場合と
　C：行わない場合で
　O：固形臓器患者の感染予防効果に差が出るか

(solid organ transplantation or liver transplantation or kidney transplantation or heart transplantation or small bowel transplantation) and (immunization or vaccination) and (family or household)
　51件中1件採用

参考文献

1) Chaves SS, Haber P, Walton K, et al. Safety of varicella vaccine after licensure in the United States：experience from reports to the vaccine adverse event reporting system, 1995-2005. J Infect Dis. 2008；197 Suppl 2：S170-7.

2-2 小児造血細胞移植患者への予防接種

No	クリニカルクエスチョン	ステートメント	推奨グレード	ページ
CQ8	造血細胞移植後に免疫能が回復するにはどの程度の期間を要するか	CD4$^+$T細胞数は移植後6～12か月は低値であり、移植後9か月になると胸腺由来のCD45RA$^+$ナイーブT細胞が出現するが、これらの細胞性免疫が完全に回復するには年単位の時間がかかる。B細胞の回復も移植後6～12か月を要し、特異的免疫能が回復するには1年以上かかる	B	26
CQ9	造血細胞移植後はそれまでに獲得した免疫を失うのか	ほとんどの造血細胞移植患者は、同種あるいは自家移植に関わらず、特異的抗体価の低下および消失を認めるため、感染防御能の評価として血清抗体価を測定すべきである	B	27
CQ10	造血細胞移植後のワクチンの有効性と副作用は	不活化ワクチンおよび弱毒化生ワクチンとも接種後の抗体価の上昇が得られるものの、ワクチンあるいは症例により異なるため、抗体価の確認が必要である。適切な時期の接種においては、副反応は問題となっていない	B	29
CQ11	ワクチンの接種後も長期的な抗体価のフォローアップは必要か	移植後のワクチンによって獲得された抗体価は永続的ではなく、経時的に減弱する可能性があり、必要性が高いものは再接種する	B	31

　造血細胞移植においては、ドナー由来の免疫担当細胞に入れ替わった後に、免疫再構築が始まるが、放射線などの移植前処置や移植片対宿主病(graft-versus-host disease, GVHD)による免疫組織への傷害も加わって免疫不全状態が遷延することが多い。この時期においては種々の感染症に罹患する頻度が高く、また容易に重症化しやすいために、その予防は極めて重要である。患者が移植前に自然感染もしくは予防接種によって得ていた免疫能は経年的に低下もしくは消失するため、免疫応答が可能な状態まで回復した後には、予防接種によって特異的免疫を獲得し、発症の予防もしくは症状の軽減に努めるべきである。健常者への予防接種と異なり、副反応に対する注意が必要であるが、その実施に際しては個々の症例に応じて地域性、緊急性などを考慮に入れて対応する必要がある。造血細胞移植後に予防接種を実施することにより感染症罹患の危険性が低下し、ひいては移植成績のさらなる向上が認められることを期待する。

CQ8：造血細胞移植後に免疫能が回復するにはどの程度の期間を要するか

ステートメント

CD4⁺T細胞数は移植後6～12か月は低値であり、移植後9か月になると胸腺由来のCD45RA⁺ナイーブT細胞が出現するが、これらの細胞性免疫が完全に回復するには年単位の時間がかかる。B細胞の回復も移植後6～12か月を要し、特異的免疫能が回復するには1年以上かかる（推奨グレードB）

背景・目的

造血細胞移植後の免疫再構築は胎生期におけるリンパ系組織の発生とは異なり、ドナーとのHLA適合度、骨髄や臍帯血など移植片の種類、年齢などの宿主要因や移植後の免疫抑制薬および移植片対宿主病（GVHD）などの影響を受ける。このため、一般的な免疫能回復の目安となる時期を提示して、個々の症例における免疫再構築過程の評価を行う一助とする。

解 説

T細胞数は移植後3か月までは低値で、特にCD4⁺T細胞の増加が遅くCD8が早く増加するためにCD4/CD8比は逆転する[1]。多様化されたT細胞レパートリーの再構築は同種移植後6か月から開始するが、細胞性免疫が完全に回復するには、さらに年単位の時間がかかる[2]。CD4⁺T細胞数は移植後6～12か月は低値であり、9か月まではオリゴクローナルである。移植後最初に出現するのはCD45RO⁺CD25⁺T細胞であるがこれらはドナー由来の成熟T細胞が末梢で増加したものである[3]。9か月になると胸腺由来のCD45RA⁺ナイーブT細胞が出現してレパートリーの多様化が始まる[1,3]。CD4⁺T細胞は免疫グロブリンのクラススイッチや多様化を補助する。

B細胞数は移植後1～3か月で回復してくるが、しばしば未熟B細胞（CD19⁺CD10⁺TdT⁺）の形質を示す[4]。小児ではB細胞数は6週～6か月で回復するが、成人では1年と遅れる。IgMとIgG量は同種移植後1年で回復するもののこれらはオリゴクローナルであり液性免疫が低下した状態が持続し、ポリクローナルとなって特異的免疫能が回復するには1年以上かかる[5,6]。

GVHDは免疫組織をも傷害するため、細胞性免疫、液性免疫のいずれも回復が遅延する[7]。このような免疫回復過程は、移植細胞ソース、前処置などの移植方法、患者の年齢、GVHDの合併で左右されるため、易感染性の把握や予防接種に際しては、検査によって評価することが重要である。

文献検索

参考文献は，PubMed（キーワード：CQ8は immune reconstitution, immune recovery, immunity, stem cell transplantation, bone marrow transplantation）で1985年1月から2013年5月までの期間で検索し小児例を含む文献を抽出した。さらにハンドサーチで重要な文献を検索して加えた。

参考にした二次資料

a) 日本造血細胞移植学会. 造血細胞移植ガイドライン　予防接種.（http://www.jshct.com/guideline/pdf/2008yobousesshu.pdf）
b) 東　英一. 造血細胞移植後の免疫能. 日小児血液会誌. 2005；19：566-77.
c) Appelbaum FR, Forman SJ, Negrin RS, et al. eds. Thomas' Hematopoietic Cell Transplantation. 4th. Edition Wiley-Blackwell. 2009：222-31.

参考文献

1) Inoue H, Yasuda Y, Hattori K, et al. The kinetics of immune reconstitution after cord blood transplantation and selected CD34＋ stem cell transplantation in children：comparison with bone marrow transplantation. Int J Hematol. 2003；77：399-407.（エビデンスレベルⅣ）
2) Roux E, Dumont-Girard F, Starobinski M, et al. Recovery of immune reactivity after T-cell-depleted bone marrow transplantation depends on thymic activity. Blood. 2000；96：2299-303.（エビデンスレベルⅣ）
3) Kalwak K, Gorczyska E, Toporski J, et al. Immune reconstitution after haematopoietic cell transplantation in children：immunophenotype analysis with regard to factors affecting the speed of recovery. Br J Haematol. 2002；118：74-89.（エビデンスレベルⅣ）
4) Foot AB, Potter MN, Donaldson C, et al. Immune reconstitution after BMT in children. Bone Marrow Transplant. 1993；11：7-13.（エビデンスレベルⅣ）
5) Storek J, Saxon A. Reconstitution of B cell immunity following bone marrow transplantation. Bone Marrow Transplant. 1992；9：395-408.（エビデンスレベルⅣ）
6) Nasman I, Lundkvist I. Evidence for oligoclonal diversification of the VH6-containing immunoglobulin repertoire during reconstitution after bone marrow transplantation. Blood. 1996；87：2795-2804.（エビデンスレベルⅣ）
7) Giebink GS, Warkentin PI, Ramsay NK, et al. Titers of antibody to pneumococci in allogeneic bone marrow transplant recipients before and after vaccination with pneumococcal vaccine. J Infect Dis. 1986；154：590-6.（エビデンスレベルⅣ）

CQ9：造血細胞移植後はそれまでに獲得した免疫を失うのか

ステートメント

ほとんどの造血細胞移植患者は、同種あるいは自家移植に関わらず、特異的抗体価の低下および消失を認めるため、感染防御能の評価として血清抗体価を測定すべきである（推奨グレードB）

背景・目的

患者が移植前処置開始までに獲得していた細胞性免疫および液性免疫は、それぞれの免疫担当細胞が移植前処置で駆逐されることによって失われていく。また、ドナーの移植片中に存在した抗原特異的抗体産生能は、移植後1年で検出されなくなる[1]。

解説

ドナー種類や時間的差はあるものの、大多数の造血細胞移植患者は6か月～1年以内に肺炎球菌、1年前後でインフルエンザ菌、1～2年で破傷風菌に対する防御レベルの抗体を維持できなくなる[2～4]。また、移植後2年では約50％の移植患者が麻疹、ムンプス、風疹、ポリオに対する抗体が陽性であったが、移植後3～5年で陰性化したと報告されている[5, 6]。リツキシマブ（抗CD20抗体）治療後の自家末梢血幹細胞移植患者では、移植後12～15か月までにインフルエンザ菌、肺炎球菌、破傷風菌に対する防御レベルの抗体価を保ったのは、それぞれ27％、32％、55％だったとしている[7]。同様に、自家末梢血幹細胞移植後25.2か月（中央値）で、肺炎球菌、インフルエンザ菌、麻疹、破傷風菌、ポリオに対する防御レベルの抗体価が消失したのは、それぞれ90％、58％、40％、23％、16％であった[8]。水痘・帯状疱疹ウイルスでは、わが国から107例の小児の33％が移植後中央値96日で帯状疱疹を発症したと報告された[9]。

> 文献検索

参考文献は，PubMed（キーワード：CQ9はvaccine, vaccination, immunization, stem cell transplantation, bone marrow transplantation,）で1985年1月から2013年5月までの期間で検索し小児例を含む文献を抽出した。さらにハンドサーチで重要な文献を検索して加えた。

> 参考にした二次資料

- d) 日本造血細胞移植学会. 造血細胞移植ガイドライン　予防接種.（http://www.jshct.com/guideline/pdf/2008yobousesshu.pdf）
- e) Ljungman P, Cordonnier C, Einsele H, et al. Vaccination of hematopoietic cell transplant recipients. Bone Marrow Transplant. 2009；44：521-6.
- f) Tomblyn M, Chiller T, Einsele H, et al. Guidelines for preventing infectious complications among hematopoietic cell transplantation recipients：a global perspective. Biol Blood Marrow Transplant. 2009；15：1143-238.

> 参考文献

1) Lum LG. The kinetics of immune reconstitution after human marrow transplantation. Blood. 1987；69：369-80.（エビデンスレベルⅣ）
2) Giebink GS, Warkentin PI, Ramsay NK, et al. Titers of antibody to pneumococci in allogeneic bone marrow transplant recipients before and after vaccination with pneumococcal vaccine. J Infect Dis. 1986；154：590-6.（エビデンスレベルⅣ）
3) Parkkali T, Ruutu T, Stenvik M, et al. Loss of protective immunity to polio, diphtheria and *Haemophilus influenzae* type b after allogeneic bone marrow transplantation. APMIS. 1996；104：383-8.（エビデンスレベルⅣ）
4) Ljungman P, Wiklund-Hammarsten M, Duraj V, et al. Response to tetanus toxoid immunization after allogeneic bone marrow transplantation. J Infect Dis. 1990；162：496-500.（エビデンスレベルⅣ）
5) Ljungman P, Lewensohn-Fuchs I, Hammarström V, et al. Long-term immunity to measles, mumps, and rubella after allogeneic bone marrow transplantation. Blood. 1994；84：657-63.（エビデンスレベルⅣ）
6) Ljungman P, Fridell E, Lönnqvist B, et al. Efficacy and safety of vaccination of marrow transplant recipients with a live attenuated measles, mumps, and rubella vaccine. J Infect Dis. 1989；159：610-5.（エビデンスレベルⅣ）
7) Horwitz SM, Negrin RS, Blume KG, et al. Rituximab as adjuvant to high-dose therapy and autologous hematopoietic cell transplantation for aggressive non-Hodgkin lymphoma. Blood. 2004；103：777-83.（エビデンスレベルⅣ）
8) Small TN, Rice RD, McCullagh E, et al. Vaccine efficacy following autologous peripheral blood stem cell transplant for lymphoma. Blood. 2007；603：186a（エビデンスレベルⅣ）
9) Kawasaki H, Takayama J, Ohira M. Herpes zoster infection after bone marrow transplantation in children. J Pediatr. 1996；128：353-6.（エビデンスレベルⅣ）

CQ10：造血細胞移植後のワクチンの有効性と副反応は

ステートメント
不活化ワクチンおよび弱毒化生ワクチンとも接種後の抗体価の上昇が得られるものの、ワクチンあるいは症例により異なるため抗体価の確認が必要である。適切な時期の接種においては、副反応は問題となっていない（推奨グレードB）

背景・目的
造血細胞移植後の感染症は重症化しやすく、本邦での麻疹の自然罹患の調査では37例中3例が死亡したとされ、ワクチン接種の必要性が唱えられている。一方、ワクチン接種後の抗体獲得率や副反応については、十分なデータがあるとは言えず、さらに症例を蓄積して有効性を検証していく必要がある。

解説

1）ジフテリア・破傷風混合（DT）トキソイドワクチン
①ジフテリアおよび破傷風トキソイド：イタリアにおいて5～17歳のサラセミア23症例に対して移植後3回のDTを接種した結果、防御に十分な抗体価がジフテリアトキソイドに対しては86％（接種前は17％）、破傷風トキソイドに対しては100％（接種前は48％）の症例で得られた[1]。

②破傷風トキソイド：スウェーデンにおいて主に血液悪性腫瘍の42例に対して移植後に破傷風トキソイドを移植後3回接種し、内21例は1回目と2、3回目の間隔を1年以上とし、他の21例は1か月間隔で3回接種した結果、全例に有効な抗体価が得られたが接種1年後の抗体価は後者で高かった[2]。また、フィンランドにおいて主に血液悪性腫瘍の成人45例に対して破傷風トキソイドを移植後6か月または18か月からそれぞれ3回接種した結果、両方法ともに全例に有効な抗体価の上昇が見られた[3]。

2）麻しん・ムンプス・風しん（MMR）ワクチン
海外ではMMRワクチンが用いられているため、単独ワクチンの報告はない。スウェーデンでは、同種造血細胞移植後慢性GVHDがなく、免疫抑制薬の投与もない抗体陰性の小児および成人20例にMMRの接種が行われ、麻疹、ムンプス、風疹の抗体が陽性化したのはそれぞれ77％、64％、75％であり、副反応は見られなかった[4]。同様に、カナダでは同種造血細胞移植後の小児22例にMMRの接種が施行され、接種前に3種すべての抗体陽性者はなく、麻疹、ムンプス、風疹抗体陽性はそれぞれ23％、31％、14％であったが、接種後は68％がすべて陽性、麻疹、ムンプス、風疹が陽性になったのはそれぞれ77％、87％、91％であった[5]。オーストラリアでは、同種、自家移植後の小児79例に対し、移植後13か月を中央値としてMMRを接種したが、副反応は発熱と発疹の1例のみであった。風疹は91％で陽性となり、麻疹は46％であったが、移植後15か月以降に接種した場合は78％で陽性となった[6]。

3）インフルエンザワクチン
移植後にインフルエンザワクチンを接種する場合、移植後6か月未満の症例では抗体価の上昇は得られず、2年以上の症例では60％に抗体価の上昇が得られた[7]。移植後6か月以上を経た19例に接種し2例が発症したのに対して、非接種の24例では12例が発症し、前者で有意に予防効果が認められた[8]。接種による副反応は通常軽微だが、血小板減少性紫斑病を発症したとの報告がある[9]。なお、基本的に移植患者ではワクチン接種効果は劣るためインフルエンザ罹患者に接触しな

いことが重要であり、流行期には移植患者の家族、面会者、および移植病棟の医療従事者への接種が強く勧められる。

4）水痘ワクチン

15例の自家および同種骨髄移植を施行した小児例で移植後12～23か月に接種したところ、副反応を認めず抗体が陰性であった9例中8例で抗体価が陽性となり、接種した全例で2年間水痘および帯状疱疹の発症を認めなかった[10]。移植後4年（中央値）を経過し、$CD4^+$細胞が200/μL以上に回復した抗体陰性の46例に接種した報告では、フォローできた44例のうち64％の例が1回接種で抗体が陽性化し、3例が接種後2.5週以内に一過性の皮疹を認めたものの、その後の水痘発症は認めず、安全かつ有効であったとしている[11]。

文献検索

参考文献は，PubMed（キーワード：CQ10はvaccine, vaccination, immunization, stem cell transplantation, bone marrow transplantation,）で1985年1月から2013年5月までの期間で検索し小児例を含む文献を抽出した。さらにハンドサーチで重要な文献を検索して加えた。

参考にした二次資料

g) 日本造血細胞移植学会. 造血細胞移植ガイドライン　予防接種.（http://www.jshct.com/guideline/pdf/2008yobousesshu.pdf）
h) Ljungman P, Cordonnier C, Einsele H, et al. Vaccination of hematopoietic cell transplant recipients. Bone Marrow Transplant. 2009；44：521-6.
i) Tomblyn M, Chiller T, Einsele H, et al. Guidelines for preventing infectious complications among hematopoietic cell transplantation recipients：a global perspective. Biol Blood Marrow Transplant. 2009；15：1143-238.

参考文献

1) Li Volti S, Mauro L, Di Gregorio F, et al. Immune status and immune response to diphtheria-tetanus and polio vaccines in allogeneic bone marrow-transplanted thalassemic patients. Bone Marrow Transplant. 1994；14：225-7.（エビデンスレベルⅣ）
2) Ljungman P, Wiklund-Hammarsten M, Duraj V, et al. Response to tetanus toxoid immunization after allogeneic bone marrow transplantation. J Infect Dis. 1990；162：496-500.（エビデンスレベルⅣ）
3) Parkkali T, Olander RM, Ruutu T, et al. A randomized comparison between early and late vaccination with tetanus toxoid vaccine after allogeneic BMT. Bone Marrow Transplant. 1997；19：933-8.（エビデンスレベルⅣ）
4) Ljungman P, Fridell E, Lonnqvist B, et al. Efficacy and safety of vaccination of marrow transplant recipients with a live attenuated measles, mumps, and rubella vaccine. J Infect Dis. 1989；159：610-5.（エビデンスレベルⅣ）
5) King SM, Saunders EF, Petric M, et al. Response to measles, mumps and rubella vaccine in paediatric bone marrow transplant recipients. Bone Marrow Transplant. 1996；17：633-6.（エビデンスレベルⅣ）
6) Shaw PJ, Bleakley M, Burgess M. Safety of early immunization against measles/mumps/rubella after bone marrow transplantation. Blood. 2002；99：3486.（エビデンスレベルⅣ）
7) Engelhard D, Nagler A, Hardan I, et al. Antibody response to a two-dose regimen of influenza vaccine in allogeneic T cell-depleted and autologous BMT recipients. Bone Marrow Transplant. 1993；11：1-5.（エビデンスレベルⅣ）

8) Machado CM, Cardoso MR, da Rocha IF, et al. The benefit of influenza vaccination after bone marrow transplantation. Bone Marrow Transplant. 2005；36：897-900.（エビデンスレベルⅣ）
9) Ikegame K, Kaida K, Fujioka T, et al. Idiopathic thrombocytopenic purpura after influenza vaccination in a bone marrow transplantation recipient. Bone Marrow Transplant. 2006；38：323-4.（エビデンスレベルⅣ）
10) Sauerbrei A, Prager J, Hengst U, et al. Varicella vaccination in children after bone marrow transplantation. Bone Marrow Transplant. 1997；20：381-3.（エビデンスレベルⅣ）
11) Chou JF, Kernan NA, Prockop S, et al. Safety and immunogenicity of the live attenuated varicella vaccine following T replete or T cell-depleted related and unrelated allogeneic hematopoietic cell transplantation（alloHCT）. Biol Blood Marrow Transplant. 2011；17：1708-13.（エビデンスレベルⅣ）

CQ11：ワクチンの接種後も長期的な抗体価のフォローアップは必要か

ステートメント
移植後のワクチンによって獲得された抗体価は永続的ではなく、経時的に減弱する可能性があり、必要性が高いものは再接種する（推奨グレードB）

背景・目的
　健常人であっても弱毒化生ワクチンの効果が終生永続するものでないことは、思春期から若年成人での麻疹流行などで明らかになったが、造血細胞移植患者におけるワクチンの効果がより短期であることは容易に推測される。造血細胞移植後のワクチン抗体価の長期的なフォローアップについてはほとんど報告がないため、定期的な抗体価の測定を行って、再接種の必要性を評価することが重要である。

解説

1）ジフテリアワクチン
　接種前は153例中81例（52.9％）が防御レベルの抗体価であったが、接種後3年では78.9％まで上昇し、5年後には60.4％まで低下した。7歳未満ではDPTワクチン、7歳以上ではDTワクチンが接種されたが、ジフテリア毒素量が異なるために、異なった効果になっている。7歳未満では接種前の防御レベル抗体価保有率は39.3％であったが、接種後5年では94.1％に上昇し、5年以降も100％に保たれていた。一方、7歳以上では接種前の60.8％からわずかに上昇して接種後3年で72.4％、5年以降は48.6％にとどまった。年長例やCD19$^+$細胞数低値が抗体価陰性のリスク因子であった[1]。

2）破傷風ワクチン
　接種前より80％の例が防御レベル以上の抗体価を有し、接種後4年まで増加してプラトーとなり、5年以降も95.7％の例が維持していた。血清IgM高値と、慢性GVHDが抗体価陰性のリスク因子であった[1]。

3）百日せきワクチン
　接種前の防御レベル抗体価保有率は14.3％で、接種後5年でも31.3％にとどまった。CD19$^+$細胞数低値が、抗体価陰性のリスク因子であった[1]。

4）麻しんワクチン
　接種前の30％から接種後1年で66.7％に上昇し、5年後も維持されていた。CD3$^+$細胞数低値が

抗体価陰性のリスク因子であった[1]。

5）ムンプスワクチン

接種前の29.7％から接種後2年以降で50％強に増加し、5年で61.5％が陽性であった。IgG低値が抗体価陰性のリスク因子であった[1]。

6）風しんワクチン

接種前44.4％が陽性であったが、接種後1年で93.3％が陽性となり、5年で92.3％が陽性を維持した[1]。

7）B型肝炎ワクチン

接種前51.8％が陽性であったが、接種後2年で77.1％に増加し、5年で72.9％が陽性を維持した。しかし約25％の例で抗体価は陰性であった。$CD4^+$細胞数低値、grade IIからIVの急性GVHD合併が抗体価陰性のリスク因子であり、年長例もリスクが高い傾向であった[1]。

8）不活化ポリオウイルスワクチン

接種前の1型、2型、3型ポリオウイルス抗体価はそれぞれ54.4％、55.6％、56.9％が陽性であり、防御レベルの抗体価は経時的に上昇し、接種後5年で97.9％の例ですべての型が陽性になった。年長例、血清IgM高値、接種前のポリオ抗体陰性、放射線照射前処置などが抗体価陰性のリスク因子であった[1]。

文献検索

参考文献は、PubMed（キーワード：CQ11はvaccine, vaccination, immunization, stem cell transplantation, bone marrow transplantation）で1985年1月から2013年5月までの期間で検索し小児例を含む文献を抽出した。さらにハンドサーチで重要な文献を検索して加えた。

参考にした二次資料

j) 日本造血細胞移植学会. 造血細胞移植ガイドライン　予防接種.（http://www.jshct.com/guideline/pdf/2008yobousesshu.pdf）

k) Ljungman P, Cordonnier C, Einsele H, et al. Vaccination of hematopoietic cell transplant recipients. Bone Marrow Transplant. 2009；44：521-6.

l) Tomblyn M, Chiller T, Einsele H, et al. Guidelines for preventing infectious complications among hematopoietic cell transplantation recipients：a global perspective. Biol Blood Marrow Transplant. 2009；15：1143-238.

参考文献

1) Inaba H, Hartford CM, Pei D, et al. Longitudinal analysis of antibody response to immunization in paediatric survivors after allogeneic haematopoietic stem cell transplantation. Br J Haematol. 2012；156：109-17.（エビデンスレベルIV）

第3章 原発性および続発性免疫不全状態

3-1 原発性免疫不全症候群患者への予防接種

No	クリニカルクエスチョン	ステートメント	推奨グレード 生ワクチン	推奨グレード 不活化ワクチン	ページ
CQ12	どういう場合に原発性免疫不全症候群が疑われるか	家族歴のある場合、呼吸器、消化器感染症を繰り返す場合など、原発性免疫不全症候群を疑う10の徴候（10 Warning Sign）を参考に、原発性免疫不全症候群の可能性があると考えられた場合、予防接種を行う以前に免疫学的評価を行い、その結果に基づいて予防接種の方針を立てる	C1		35
CQ13	各原発性免疫不全症候群患者に対して予防接種をどうするか	原発性免疫不全症候群の種類によって予防接種の方針が異なるため疾患ごとに記載する			41
CQ13-1	重症複合免疫不全症	生ワクチンは禁忌であり、不活化ワクチンは無効である	D	D	43
CQ13-2	Wiskott-Aldrich症候群	細胞性免疫不全を伴うため生ワクチンは禁忌である	C2	C1	45
CQ13-3	毛細血管拡張性小脳失調症	予防接種による副反応の報告がほとんどない。患者の感染症予防のためにも予防接種は積極的に行う	C1	C1	46
CQ13-4	DiGeorge症候群（細胞性免疫の高度の異常）	著しい細胞性免疫不全がなければ予防接種は行ってよい	D	D	47
	DiGeorge症候群（軽微な免疫学的異常）		C1	C1	
CQ13-5	高IgE症候群	細胞性免疫不全を伴うため生ワクチンは禁忌である	C2	C1	48
CQ13-6	X連鎖無ガンマグロブリン血症（Bruton型無ガンマグロブリン血症）	B細胞が欠損するため多くのワクチンの効果は期待できない。BCG接種は専門家と相談し、免疫能の確認を行った上で行ってもよい	C2*（BCG） D（BCG以外）	D	49
CQ13-7	分類不能型低ガンマグロブリン血症	細胞性免疫の異常が認められることがあるので生ワクチンは禁忌である	C2	C1	51

第3章 原発性および続発性免疫不全状態

No	クリニカルクエスチョン	ステートメント	推奨グレード 生ワクチン	推奨グレード 不活化ワクチン	ページ
CQ13-8	高IgM症候群	細胞性免疫の異常を伴うことがあるため生ワクチンは禁忌である。液性免疫能の異常もあるため、不活化ワクチンは無効である	D	D（軽症例C1）	52
CQ13-9	乳児一過性低ガンマグロブリン血症	診断が確定したら予防接種を行ってよい	C1	C1	53
CQ13-10	選択的IgA欠損症	診断が確定したら予防接種を行ってよい	C1	C1	53
CQ13-11	Chédiak-Higashi症候群	細胞性免疫異常を呈するため生ワクチン接種は禁忌である。不活化ワクチンも疾患活動性に影響する可能性が否定できないため、基本的に行わないほうがよい	C2	C2	54
CQ13-12	家族性血球貪食症候群	細胞性免疫の異常があり、血球貪食症候群を誘発する可能性もあるので禁忌である	C2	C2	55
CQ13-13	重症先天性好中球減少症	BCG接種は、BCG感染症発症の可能性や、BCG接種部位局所の二次感染の可能性などから禁忌と考える	C2（BCG）	C1	55
		BCG以外の予防接種は行ってよい	C1（BCG以外）		
CQ13-14	慢性肉芽腫症	BCGは禁忌である。BCG接種によって重症のBCG感染症が起こることがある	D（BCG）	C1	56
			C1（BCG以外）		
CQ13-15	MSMD	BCGは禁忌である。BCG接種によって重症のBCG感染症が起こることがある	D（BCG）	C1	57
			C1（BCG以外）		
CQ13-16	慢性皮膚粘膜カンジダ症	予防接種による副反応の報告が乏しく、患者の感染症予防のためにも予防接種は積極的に行う	C1	C1	58
CQ13-17	自己炎症性疾患（生物学的製剤なし）	生物学的製剤などによる治療がなされていない場合には、予防接種は可能である。予防接種を契機として発熱発作が誘発される可能性があるので、専門家と相談し方針を立てる	C1	C1	58
	自己炎症性疾患（生物学的製剤使用）		C2	C1	
CQ13-18	補体欠損症	ステロイドや免疫抑制薬が使用されていなければ、すべての予防接種は行ってよい	C1	C1	59

＊専門家と相談して判断する

　原発性免疫不全症候群は、免疫系のいずれかの部分に先天的な異常がある疾患の総称である。通常は、感染症の発症年齢、感染症の種類、病原体の種類、治療経過、家族歴などの臨床像から原発

性免疫不全症候群を疑い、免疫学的な精査の結果、確定診断に至る。「原発性免疫不全症を疑う10の徴候」は原発性免疫不全症候群を疑う際に参考となる。原発性免疫不全症候群では、生ワクチン自体によって重症感染症を起こすことがある。原発性免疫不全症候群が疑われる場合には、予防接種を見合わせ、原発性免疫不全症候群の有無についての評価を行う必要がある。また、最終的に原発性免疫不全症候群の診断が確定したら、それぞれの疾患に応じて予防接種を計画する。原発性免疫不全症候群については後の参考資料を参照いただきたい。

生ワクチンが禁忌である原発性免疫不全症候群は多い。不活化ワクチンも有効ではないと考えられる疾患も少なくない。対照的に遺伝性自己炎症性疾患や補体欠損症では、疾患自体には予防接種の制約はない。しかし遺伝性自己炎症性疾患での生物学的製剤の使用時には生ワクチンは禁忌であり、ワクチン接種によって発熱発作が誘発される可能性は否定できない点にも留意する必要がある。原発性免疫不全症候群ではその病態を考慮して、それぞれの予防接種を行うかどうか判断する必要がある。

免疫不全の状態を詳細に評価した上で予防接種を計画する必要があり、原発性免疫不全症候群の専門家によく相談して計画する必要がある。

CQ12：どういう場合に原発性免疫不全症候群が疑われるか

ステートメント

家族歴のある場合、呼吸器、消化器感染症を繰り返す場合など、原発性免疫不全症候群を疑う10の徴候（10 Warning Sign）を参考に、原発性免疫不全症候群の可能性があると考えられた場合には、予防接種を行う以前に免疫学的評価を行い、その結果に基づいて予防接種の方針を立てる（推奨グレードC1）

背景・目的

原発性免疫不全症候群は、先天的に免疫系のいずれかの部分に先天的な異常がある疾患の総称である[1,2]。これまでに300種類近くに及ぶ疾患があることがわかっており、そのうち、200以上の責任遺伝子が解明されている[3]。原発性免疫不全症候群患者に対する予防接種は、患者にとって予防接種自体が危険ではないかという問題と、予防接種が有効であるかどうかという、大きく2つの問題を考慮する必要がある[4]。

しかしながら原発性免疫不全症候群に対する予防接種の指針は国内外で明確に示されていない。また、原発性免疫不全症候群ごとのワクチンの種類別の知見がないため、予防接種は理論的根拠に基づいて行わざるを得ない場合も多い。

解説

原発性免疫不全症候群概説[1,2,5,6]

1．免疫不全と感染症の原因

易感染性を呈する患者では、どのような病原体の感染症が起こっているのかによって、生体防御機構のどこに異常があるかが推測される（図1）[7]。一般化膿菌（ブドウ球菌、肺炎球菌、大腸菌、緑膿菌など）などの細胞外寄生性細菌は、好中球や単球によって処理され、その過程でオプソニンとして作用する抗体や補体が重要な役割を果たす。細胞内寄生性細菌（結核菌、非結核性抗酸菌、

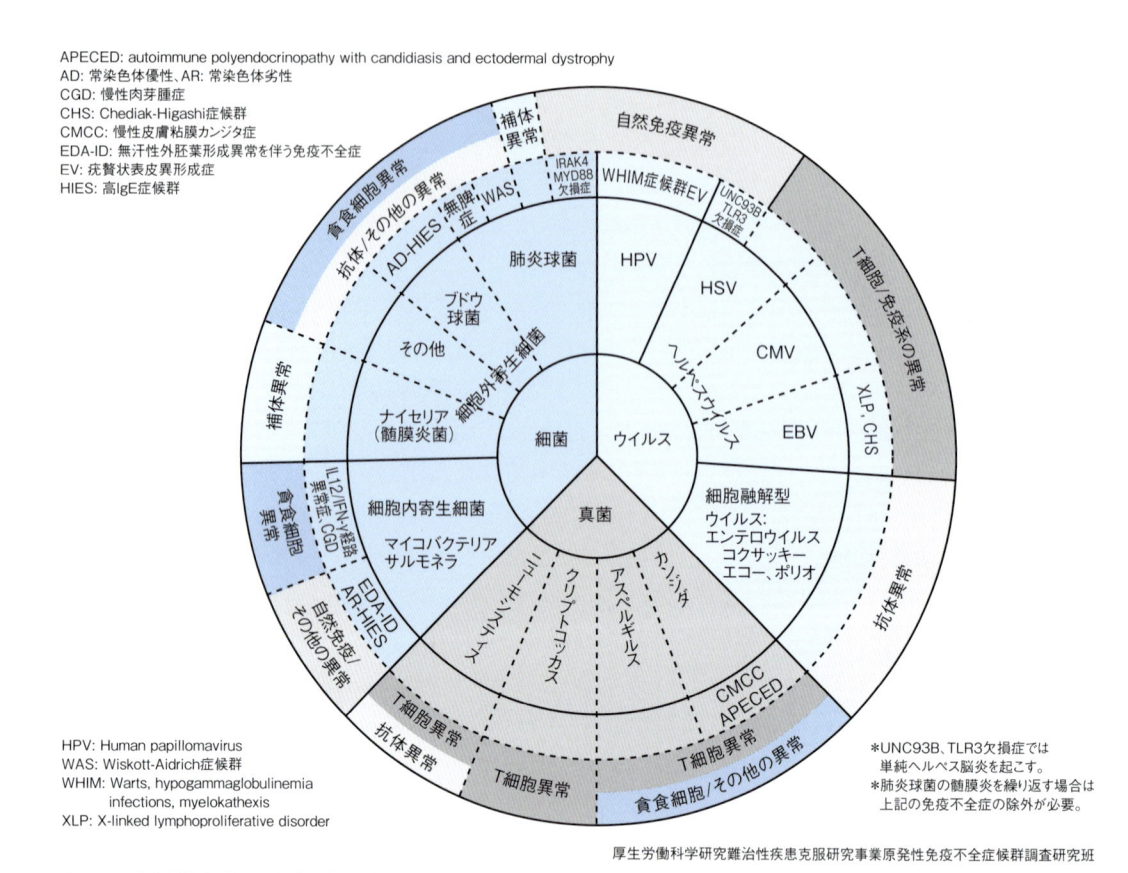

APECED: autoimmune polyendocrinopathy with candidiasis and ectodermal dystrophy
AD: 常染色体優性, AR: 常染色体劣性
CGD: 慢性肉芽腫症
CHS: Chediak-Higashi症候群
CMCC: 慢性皮膚粘膜カンジダ症
EDA-ID: 無汗性外胚葉形成異常を伴う免疫不全症
EV: 疣贅状表皮形成異常
HIES: 高IgE症候群

HPV: Human papillomavirus
WAS: Wiskott-Aldrich症候群
WHIM: Warts, hypogammaglobulinemia infections, myelokathexis
XLP: X-linked lymphoproliferative disorder

*UNC93B、TLR3欠損症では単純ヘルペス脳炎を起こす。
*肺炎球菌の髄膜炎を繰り返す場合は上記の免疫不全症の除外が必要。

厚生労働科学研究難治性疾患克服研究事業原発性免疫不全症候群調査研究班

図1　病原体から見た免疫異常

BCG、サルモネラ、ブルセラ、レジオネラなど)では主として単球/マクロファージとT細胞が感染防御に働く。

　ウイルスではヘルペスウイルス科(単純ヘルペスウイルス、水痘・帯状疱疹ウイルス、サイトメガロウイルス、EBウイルス)ウイルス、麻疹ウイルスなどでは、T細胞やNK細胞が感染防御の主体であるが、細胞融解型ウイルスであるエンテロウイルス(ポリオウイルス、コクサッキーウイルス、エコーウイルスなど)、日本脳炎ウイルス、デングウイルスなどでは、抗体が重要な役割を果たす。

2. 原発性免疫不全症候群の疫学

　わが国における原発性免疫不全症候群の疫学については、厚生労働省の原発性免疫不全症候群に関する調査研究班で平成20年に調査が行われた[8,9]。国内では2,900人程度の患者数が推定され、有病率は2.3人/10万人と推定される。これは欧州からの報告と比較すると、やや低いか同程度である[10]。男女比は2.3：1で男性に多い。年齢の中央値は12.8歳であり、15歳以上が42.8％を占めている。原発性免疫不全症候群患者の地域別分布に偏りはない。この調査では予防接種の副反応として、BCG感染症が13例報告された。その内訳は重症複合免疫不全症71例中4例、慢性肉芽腫症87例中2例、高IgE症候群45例中2例、Mendelian susceptibility to mycobacterial disease 7例中5例である。それ以外の生ワクチンの感染症の報告は明確なものはなかったが、この調査で網羅されていない症例もあるであろう。

3. 原発性免疫不全症候群分類

　原発性免疫不全症候群を大きく分類すると以下の8種類に分類される(各疾患の概略は、各論を

参照)[3]。
　1）複合免疫不全症
　2）免疫不全を伴う症候群
　3）抗体産生不全症
　4）免疫調節不全症
　5）食細胞の数・機能の異常
　6）自然免疫不全症
　7）自己炎症性疾患
　8）補体欠損症

　国内疫学調査結果に基づく疾患分類別の割合を**図2**に示す。報告された1,240例のうち、X連鎖（Bruton型）無ガンマグロブリン血症などの抗体産生不全症が40％を占め、慢性肉芽腫症などの食細胞数・機能異常症が19％、よく解析された免疫不全症候群が16％、複合免疫不全症が7％を占めている。複合免疫不全症、特に重症複合免疫不全症などでは生ワクチン自体による感染症が直接生命を脅かすこととなる。このうち、内科（成人科）からの報告では抗体産生不全症がさらに多い。

4．原発性免疫不全症を疑う10の徴候

　原発性免疫不全症候群を疑うための指針としては、National Primary Immunodeficiency Resource Centerの「10 Warning Signs」（http//www.info4pi.org/）と、Cunningham-Rundlesらの Immunodeficiency-related（IRD）score[11]が有用である[12〜14]。厚生労働省原発性免疫不全症候群に関する調査研究班では、わかりやすく簡便な前者を推奨し、国内向けに改訂している（**図3**）。これらを参考に、感染症の重症化、遷延、反復、日和見感染を起こしたなど、疑いのある患者では、予防接種を行う以前に、免疫学的な評価を目的として専門医に相談することが重要である。以下に原発性免疫不全症候群を疑う10の徴候について項目別に述べる。

1）乳児で呼吸器・消化器感染症を繰り返し、体重増加不良や発育不良がみられる。

　　原発性免疫不全症候群で乳児期から感染症を繰り返す場合、体重増加不良や発育不良が見られ

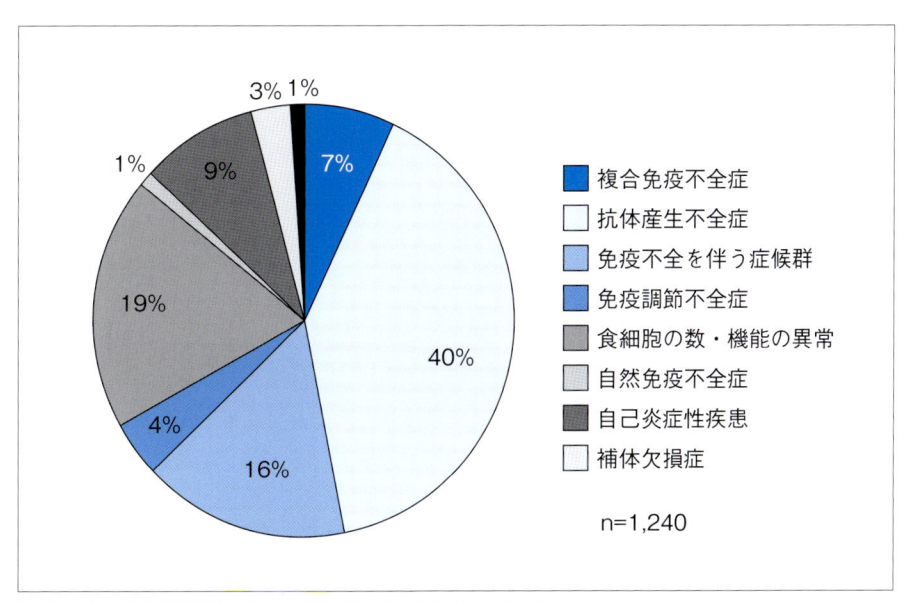

図2　国内疫学調査結果に基づく疾患分類別の割合

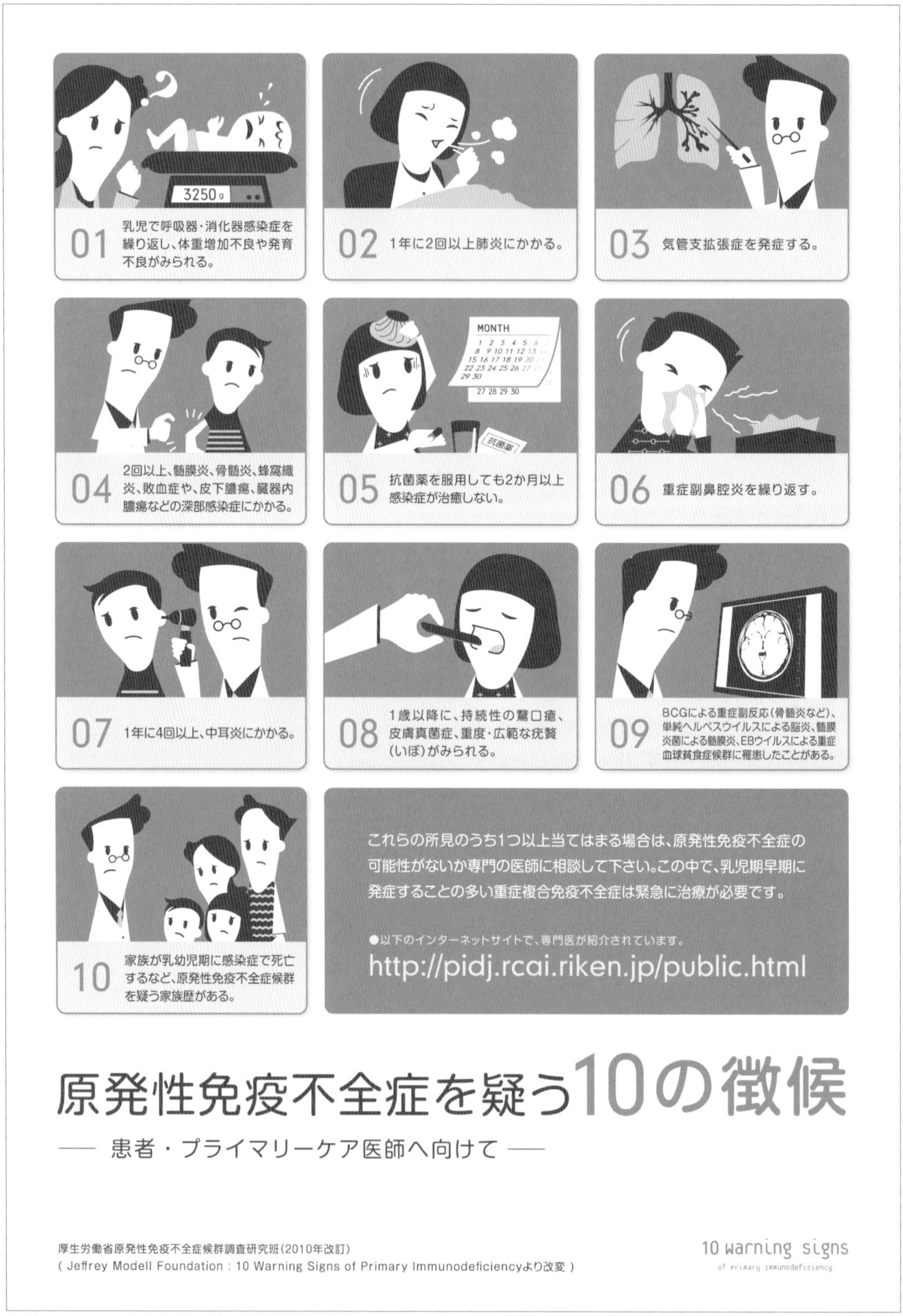

第3章 原発性および続発性免疫不全状態

01 乳児で呼吸器・消化器感染症を繰り返し、体重増加不良や発育不良がみられる。

02 1年に2回以上肺炎にかかる。

03 気管支拡張症を発症する。

04 2回以上、髄膜炎、骨髄炎、蜂窩織炎、敗血症や、皮下膿瘍、臓器内膿瘍などの深部感染症にかかる。

05 抗菌薬を服用しても2か月以上感染症が治癒しない。

06 重症副鼻腔炎を繰り返す。

07 1年に4回以上、中耳炎にかかる。

08 1歳以降に、持続性の鵞口瘡、皮膚真菌症、重度・広範な疣贅（いぼ）がみられる。

09 BCGによる重症副反応（骨髄炎など）、単純ヘルペスウイルスによる脳炎、髄膜炎菌による髄膜炎、EBウイルスによる重症血球貪食症候群に罹患したことがある。

10 家族が乳幼児期に感染症で死亡するなど、原発性免疫不全症候群を疑う家族歴がある。

これらの所見のうち1つ以上当てはまる場合は、原発性免疫不全症の可能性がないか専門の医師に相談して下さい。この中で、乳児期早期に発症することの多い重症複合免疫不全症は緊急に治療が必要です。

●以下のインターネットサイトで、専門医が紹介されています。
http://pidj.rcai.riken.jp/public.html

原発性免疫不全症を疑う10の徴候
— 患者・プライマリーケア医師へ向けて —

厚生労働省原発性免疫不全症候群調査研究班(2010年改訂)
(Jeffrey Modell Foundation : 10 Warning Signs of Primary Immunodeficiencyより改変)

10 warning signs of primary immunodeficiency

図3　原発性免疫不全症を疑う10の徴候

る。特に重症複合免疫不全症では、乳児期早期から気管支炎、肺炎などの気道感染症、下痢、鵞口瘡などを繰り返し、重症化しやすく、遷延する。その結果、体重増加不良が見られ、重要な徴候となる。重症複合免疫不全症では末梢血リンパ球数は著しく減少する場合と正常である場合とがある点にも留意が必要である。サイトメガロウイルス肺炎やカンジダ肺炎を呈することがあり、通常の治療では改善しない。次第に増悪して、呼吸不全となると造血幹細胞移植の成績・予後に大きく影響する。慢性下痢も重症複合免疫不全症候群の重要な徴候である。

2）1年に2回以上肺炎に罹患する。

種々の原発性免疫不全症候群で、肺炎はよく見られる徴候である。

3）気管支拡張症を発症する。

小児期に気管支拡張症を起こすことは通常はなく、気管支拡張症は、原発性免疫不全症候群患者の長期予後を左右する重要な所見である。

4）2回以上、髄膜炎、骨髄炎、蜂窩織炎、敗血症や、皮下膿瘍、臓器内膿瘍などの深部感染症に罹患する。

髄膜炎や敗血症、骨髄炎、臓器内膿瘍は侵襲性細菌感染症（通常は無菌状態である部位の感染症）である。このような感染症を繰り返す場合には、無ガンマグロブリン血症、Wiskott-Aldrich症候群、無脾症、複合免疫不全症、慢性肉芽腫症などの原発性免疫不全症候群が疑われる。高IgE症候群では蜂窩織炎、リンパ節炎、皮下膿瘍が起こりやすく、慢性肉芽腫症ではこれらの感染症に加えて深部感染症を起こしやすい。

5）抗菌薬を服用しても2か月以上感染症が治癒しない。

原発性免疫不全症候群では、生体防御機構の異常があるため、細菌感染症に対して有効であるはずの抗菌剤を使用していても治癒しにくい。

6）重症副鼻腔炎を繰り返す。

無ガンマグロブリン血症や分類不能型免疫不全症などでは、副鼻腔炎が治癒しにくい。

7）1年に4回以上、中耳炎に罹患する。

中耳炎も無ガンマグロブリン血症や分類不能型免疫不全症、IgGサブクラス欠損症などでよく見られる徴候である。

8）1歳以降に、持続性の鵞口瘡、皮膚真菌症、重度・広範な疣贅（いぼ）がみられる。

鵞口瘡は免疫能の正常な乳児にも時々見られる。鵞口瘡が広範で治癒しにくい場合は、重症複合免疫不全症を疑う。1歳以降に持続性の鵞口瘡が見られる場合、真菌（カンジダ）に対する免疫不全が考えられる。慢性皮膚粘膜カンジダ症では、口腔内、手指、爪のカンジダ感染が持続し、抗真菌薬で一旦改善するものの、抗真菌剤を中止すると再燃する。

疣贅も重症複合免疫不全などの細胞性免疫不全の場合に広範に見られることがあり、原発性免疫不全症候群の重要な徴候である。高IgE症候群でも疣贅が広範に見られる。

9）BCGによる重症副反応（骨髄炎など）、単純ヘルペスウイルスによる脳炎、髄膜炎菌による髄膜炎、EBウイルスによる重症血球貪食症候群に罹患したことがある。

Mendelian susceptibility to mycobacterial disease（MSMD）は、BCGなどの抗酸菌やサルモネラなどの細胞内寄生菌に対する易感染性を呈する原発性免疫不全症候群である。この疾患は、細胞内寄生菌のみに対して易感染性があり、他の病原体に対しては易感染性を呈さないことが特徴である。単純ヘルペスウイルス脳炎を呈する原発性免疫不全症があり、その原因として、*UNC93B1*、*TLR3*、*TRAF3*、*TRIF*、*TBK1*の5つ責任遺伝子が明らかになっている。細

胞性免疫不全症でも細胞内寄生菌感染や単純ヘルペスウイルス脳炎を起こすことがある。髄膜炎菌による化膿性髄膜炎は稀な疾患であるが、補体欠損症では高率に起こることが知られている。日本人ではC9欠損症の頻度が高いことが知られている。X連鎖リンパ増殖性疾患は、EBウイルスが重症化し、致死的な経過をとることの多い原発性免疫不全症候群である。このように、病原体に特異性の高い原発性免疫不全症候群があることを認識しておく必要がある。

10）家族が乳幼児期に感染症で死亡するなど、原発性免疫不全症候群を疑う家族歴がある。

原発性免疫不全症候群のほとんどは遺伝性疾患であり、家族歴は原発性免疫不全症候群を疑う上で重要なサインである。特に乳幼児期に感染症で死亡した家族歴がある場合、本人は無症状であっても、生ワクチンを接種する以前に、原発性免疫不全症候群の可能性がないかどうか、慎重に検査を進める必要がある。

10の徴候のうち、家族歴、敗血症の発症、体重増加不良で見つかる頻度が高いとされる[12]が、徴候は各病型によって異なるため、いずれの徴候にも注意が必要である。また、「10 Warning Signs」はあくまでも原発性免疫不全症候群を疑うための参考とするべきものであり、特異性が高いわけではない[12〜14]。

免疫学的検査では、末梢血白血球数、白血球分類、血清免疫グロブリン値、リンパ球サブセットなどは、重要なデータであり、検査も簡単に提出できる。血清IgG値は出生直後は成人レベルであるが、生後3〜4か月くらいで、400mg/dL程度に低下する。免疫グロブリン値や白血球数、白血球分類などが正常（年齢相当）であっても、原発性免疫不全症候群を否定することはできない。

検索方法

2013年3月にPubMedで（primary immunodeficiency, classification, diagnosis）をキーワードで検索し、原発性免疫不全症候群関連専門書および厚生労働省研究報告書を参照して作成した。

参考文献

1) Primary Immunodeficiency Diseases: A Molecular & Cellular Approach. New York: Oxford University Press; 2007.
2) Primary Immunodeficiency Diseases. Berlin: Springer-Verlag; 2008.
3) Al-Herz W, Bousfiha A, Casanova JL, et al. Primary immunodeficiency diseases: an update on the classification from the international union of immunological societies expert committee for primary immunodeficiency. Front Immunol. 2011; 2: 54.
4) National Center for Immunization and Respiratory Diseases. General recommendations on immunization --- recommendations of the Advisory Committee on Immunization Practices (ACIP). MMWR Recomm Rep. 2011; 60: 1-64.（エビデンスレベルⅠ）
5) Bonilla FA, Bernstein IL, Khan DA, et al. Practice parameter for the diagnosis and management of primary immunodeficiency. Ann Allergy Asthma Immunol. 2005; 94: S1-63.（エビデンスレベルⅠ）
6) McCusker C, Warrington R. Primary immunodeficiency. Allergy Asthma Clin Immunol. 2011; 7 Suppl 1: S11.
7) 原 寿郎. 厚生労働省原発性免疫不全症候群に関する調査研究班 2009; 平成20年度総括・分担研究報告書: 82（エビデンスレベルⅥ）.
8) 石村匡崇, 土居岳彦, 高田英俊, 原 寿郎. 2008年原発性免疫不全症候群全国疫学調査結果報告. 厚生労働省原発性免疫不全症候群に関する調査研究班 2010; 平成21年度総括・分担研究報告書: 45-9.
9) Ishimura M, Takada H, Doi T, et al. Nationwide survey of patients with primary immunodeficiency diseases in Japan. J Clin Immunol. 2011; 31: 968-76.

10) Bousfiha AA, Jeddane L, Ailal F, et al. Primary immunodeficiency diseases worldwide：more common than generally thought. J Clin Immunol. 2013；33：1-7.
11) de Vries E；European Society for Immunodeficiencies(ESID) members. Patient-centred screening for primary immunodeficiency, a multi-stage diagnostic protocol designed for non-immunologists：2011 update. Clin Exp Immunol. 2012；167：108-19.
12) Subbarayan A, Colarusso G, Hughes SM, et al. Clinical features that identify children with primary immunodeficiency diseases. Pediatrics. 2011；127：810-6.（エビデンスレベルⅣb）
13) Arkwright PD, Gennery AR. Ten warning signs of primary immunodeficiency：a new paradigm is needed for the 21st century. Ann NY Acad Sci. 2011；1238：7-14.（エビデンスレベルⅣb）
14) Reda SM, El-Ghoneimy DH, Afifi HM. Clinical predictors of primary immunodeficiency diseases in children. Allergy Asthma Immunol Res. 2013；5：88-95.（エビデンスレベルⅣb）

CQ13：各原発性免疫不全症候群患者に対して予防接種をどうするか

ステートメント

原発性免疫不全症候群の種類によって予防接種の方針が異なるため疾患ごとに記載する（後述CQ13-1～CQ13-18）。

検索方法

2013年3月にPubMedで（primary immunodeficiency, classification, diagnosis）をキーワードで検索し、原発性免疫不全症候群関連専門書および厚生労働省研究報告書を参照して作成した。

予防接種総論

　原発性免疫不全症候群患者に対して予防接種を行った際にどのような病型でどのような頻度でどのような副反応が起こるか、どの程度有効かについてのエビデンスはないが、生ワクチンによる感染症の報告は多く、それによって死亡する場合もある。

　生ワクチンが禁忌である原発性免疫不全症候群は多い。不活化ワクチンも有効ではないと考えられる疾患も少なくない。対照的に遺伝性自己炎症性疾患や補体欠損症では、疾患自体には予防接種の制約はない。しかし遺伝性自己炎症性疾患での生物学的製剤の使用時には生ワクチンは禁忌であり、ワクチン接種によって発熱発作が誘発される可能性は否定できない点にも留意する必要がある。原発性免疫不全症候群では、その病態を考慮してそのワクチンが禁忌かどうか、有効と考えられるかどうかを判断し、予防接種の計画を立てる必要がある。

1. 生ワクチン

　一般に重症の原発性免疫不全症候群では、ウイルスワクチン、細菌ワクチンいずれも避けるべきである。軽症の原発性免疫不全症候群の場合、ワクチン接種から得られる利益がリスクを上回っている可能性が高い[1]。

　重症複合免疫不全症では、すべての生ワクチンは危険であり、禁忌である[1,2]。造血幹細胞移植を急ぐべきなのであって、ワクチンの接種は、造血幹細胞移植後、免疫能の回復を待って行うべきである。

　無ガンマグロブリン血症では抗体産生能は期待できない。経口（生）ポリオワクチンによってポリオが発症する危険があったが（後述）、国内では既に不活化ポリオワクチンに切り替えられており、

この心配はなくなった。無ガンマグロブリン血症患者では、細胞性免疫が正常なら麻しんや水痘などのウイルス生ワクチン接種は可能かもしれない[1]が、安全性は確認されていない。また、実際には補充される免疫グロブリン製剤中の特異抗体のためにワクチンの効果が惹起されない可能性があり、現時点では接種する方向ではない。

患者と同居する、免疫能が正常な家族への生ワクチン接種は、患者への感染を予防する意味でも重要であり積極的に行う。ただし、重症複合免疫不全症の場合には、ロタウイルスワクチン被接種者と患児が接触すると、患児が感染する可能性があるので、注意が必要である（後述）。

2. 不活化ワクチン

不活化ワクチンは原発性免疫不全症候群患者のみに対して合併症への危険性が増大することはないので、有効性があると考えられる疾患では積極的に接種する[1,3]。ワクチンの接種は、インフルエンザの予防に加えて、続発性の細菌感染症を防ぐことが可能であるといった点も考慮されなければならない。

3. パリビズマブによる受動免疫について

RSウイルス感染症の予防としては、パリビズマブが有効である。原発性免疫不全症候群患者、特にT細胞機能異常のある患者ではRSウイルス感染症が重症化する可能性を考慮し、流行シーズンを迎える場合は、パリビズマブによる重症化予防が考慮されるべきであろう。原発性免疫不全症候群では、T細胞機能異常を呈する原発性免疫不全症候群（複合免疫不全症、DiGeorge症候群、Wiskott-Aldrich症候群、毛細血管拡張性小脳失調症など）の生後24か月齢以下の患者が適応となっている。ただし、免疫抑制療法を受けていない自己炎症性疾患、顆粒球異常症、補体欠損症、軽度のT細胞免疫不全（リンパ球減少、Tリンパ球減少、T細胞の機能異常を伴わない）の場合は適応とされていない。

参考文献

1) National Center for Immunization and Respiratory Diseases. General recommendations on immunization --- recommendations of the Advisory Committee on Immunization Practices (ACIP). MMWR Recomm Rep. 2011；60：1-64.（エビデンスレベルⅠ）
2) The Pink Book：epidemiology and prevention of vaccine preventable diseases. 12 ed. Atlanta：Centers for Disease Control and Prevention；2012.（エビデンスレベルⅠ）
3) Bonilla FA, Bernstein IL, Khan DA, et al. Practice parameter for the diagnosis and management of primary immunodeficiency. Ann Allergy Asthma Immunol. 2005；94：S1-63.（エビデンスレベルⅠ）

CQ13-1：重症複合免疫不全症患者への予防接種

ステートメント

生ワクチンは禁忌であり、不活化ワクチンは無効である
　生ワクチン：　　　推奨グレードD
　不活化ワクチン：推奨グレードD

背景・目的

　原発性免疫不全症候群のなかでは最も重症である。細胞性免疫と液性免疫が機能しないため、広範な病原体に対する易感染性を呈し、造血幹細胞移植を早急に行わなければ救命できない。10万人に1～2人の発症と考えられてきたが、米国での新生児スクリーニングの結果から、さらに正確な頻度が算定されてきている[1]。原因によって分類すると、共通γ鎖欠損症、JAK3欠損症、RAG欠損症、ADA欠損症、IL-7Rα欠損症などがあるが、まだ責任遺伝子が同定されていないものもある。乳児期早期から、気道感染症、下痢が起こることが多く、治りにくく、次第に悪化していく。サイトメガロウイルス肺炎、ニューモシスティス肺炎、鵞口瘡、カンジダ肺炎、体重増加不良などがよく見られるが、重症感染症の存在は、造血幹細胞移植による治療成績、あるいは生命予後に影響する。末梢血リンパ球数は減少している場合と減少していない場合がある。リンパ球サブセットの解析が診断に重要である。

解説

　重症複合免疫不全症患者に対する生ワクチン接種後に、ワクチン感染症が多く報告されており、ロタウイルスワクチン感染症[2~5]、播種性BCG感染症[6~11]、麻しんワクチン脳炎および麻しんワクチン肺炎を含む麻疹ワクチン感染症[12,13]、経口ポリオワクチンによる麻痺やウイルスの遷延性排泄[14~20]、水痘ワクチン感染[21,22]、ムンプスワクチンによると思われる致死的な脳炎などの報告がある[23]。

　重症複合免疫不全症候群では生ワクチンは禁忌である[24]。特に乳児期早期に行われているBCGやロタウイルスワクチンなどの生ワクチンの接種は危険であり、接種により直接的に生命の危険が生じる。不活化ワクチンは効果がなく、造血幹細胞移植前に行う意味はない。同胞を含めた家系に重症複合免疫不全症患者がいる場合、あるいは乳児期早期死亡者がいる場合、遺伝学的に遺伝している可能性が否定できない際には、予防接種を行う前に免疫能のチェックを行う必要がある。免疫能が正常な同胞へのワクチン接種に関して基本的に制限はないが、ロタウイルスワクチンの場合、ワクチン接種を受けた同胞が患児と接触すると、患児へ感染する可能性が考えられる。同胞へのワクチン接種後の、患者と同胞との接触の可能性の有無などを考慮して、総合的に判断する必要がある。

　重症複合免疫不全症に属さない中等症～軽症の細胞性免疫不全症では、細胞性免疫能の程度によってワクチン接種を考慮する必要があるが、近い将来に造血幹細胞移植をしないのであれば、不活化ワクチンを接種してもよいが、効果は乏しい。

参考文献

1) Buckley RH. The long quest for neonatal screening for severe combined immunodeficiency. J Allergy Clin Immunol. 2012；129：597-604；quiz 605-6.
2) Werther RL, Crawford NW, Boniface K, et al. Rotavirus vaccine induced diarrhea in a child with severe combined immune deficiency. J Allergy Clin Immunol. 2009；124：600.（エビデンスレベルV）

3) Patel NC, Hertel PM, Estes MK, et al. Vaccine-acquired rotavirus in infants with severe combined immunodeficiency. N Engl J Med. 2010；362：314-9.（エビデンスレベルⅤ）
4) Uygungil B, Bleesing JJ, Risma KA, et al. Persistent rotavirus vaccine shedding in a new case of severe combined immunodeficiency：A reason to screen. J Allergy Clin Immunol. 2010；125：270-1.（エビデンスレベルⅤ）
5) Bakare N, Menschik D, Tiernan R, et al. Severe combined immunodeficiency (SCID) and rotavirus vaccination：reports to the Vaccine Adverse Events Reporting System (VAERS). Vaccine. 2010；28：6609-12.（エビデンスレベルⅤ）
6) Culic S, Kuzmic I, Culic V, et al. Disseminated BCG infection resembling langerhans cell histiocytosis in an infant with severe combined immunodeficiency：a case report. Pediatr Hematol Oncol. 2004；21：563-72.（エビデンスレベルⅤ）
7) Pariyaprasert W, Pacharn P, Visitsunthorn N, et al. Successful treatment of disseminated BCG infection in a SCID patient with granulocyte colony stimulating factor. Asian Pac J Allergy Immunol. 2008；26：71-5.（エビデンスレベルⅤ）
8) Sadeghi-Shabestari M, Rezaei N. Disseminated bacille Calmette-Guérin in Iranian children with severe combined immunodeficiency. Int J Infect Dis. 2009；13：e420-3.（エビデンスレベルⅤ）
9) Bacalhau S, Freitas C, Valente R, et al. Successful Handling of Disseminated BCG Disease in a Child with Severe Combined Immunodeficiency. Case Rep Med. 2011；2011：527569.（エビデンスレベルⅤ）
10) Norouzi S, Aghamohammadi A, Mamishi S, et al. Bacillus Calmette-Guérin (BCG) complications associated with primary immunodeficiency diseases. J Infect. 2012；64：543-54.（エビデンスレベルⅤ）
11) Kutukculer N, Gulez N, Karaca NE, et al. Novel mutations and diverse clinical phenotypes in recombinase-activating gene 1 deficiency. Ital J Pediatr. 2012；38：8.（エビデンスレベルⅤ）
12) Monafo WJ, Haslam DB, Roberts RL, et al. Disseminated measles infection after vaccination in a child with a congenital immunodeficiency. J Pediatr. 1994；124：273-6.（エビデンスレベルⅤ）
13) Bitnun A, Shannon P, Durward A, et al. Measles inclusion-body encephalitis caused by the vaccine strain of measles virus. Clin Infect Dis. 1999；29：855-61.（エビデンスレベルⅤ）
14) Khetsuriani N, Prevots DR, Quick L, et al. Persistence of vaccine-derived polioviruses among immunodeficient persons with vaccine-associated paralytic poliomyelitis. J Infect Dis. 2003；188：1845-52.（エビデンスレベルⅤ）
15) Centers for Disease Control and Prevention (CDC). Update on vaccine-derived polioviruses. MMWR Morb Mortal Wkly Rep. 2006；55：1093-7.（エビデンスレベルⅤ）
16) Vaccine-derived polioviruses--update. Wkly Epidemiol Rec. 2006；81：398-404.（エビデンスレベルⅤ）
17) Centers for Disease Control and Prevention (CDC). Update on vaccine-derived polioviruses--worldwide, January 2006-August 2007. MMWR Morb Mortal Wkly Rep. 2007；56：996-1001.（エビデンスレベルⅤ）
18) Global update on vaccine-derived polioviruses, January 2006-August 2007. Wkly Epidemiol Rec. 2007；82：337-43.（エビデンスレベルⅤ）
19) Centers for Disease Control and Prevention (CDC). Update on vaccine-derived polioviruses--worldwide, January 2008-June 2009. MMWR Morb Mortal Wkly Rep. 2009；58：1002-6.（エビデンスレベルⅤ）
20) Centers for Disease Control and Prevention (CDC). Update on vaccine-derived polioviruses--worldwide, July 2009-March 2011. MMWR Morb Mortal Wkly Rep. 2011；60：846-50.（エビデンスレベルⅤ）
21) Ghaffar F, Carrick K, Rogers BB, et al. Disseminated infection with varicella-zoster virus vaccine strain presenting as hepatitis in a child with adenosine deaminase deficiency. Pediatr Infect Dis J.

2000；19：764-6.（エビデンスレベルⅤ）
22) Jean-Philippe P, Freedman A, Chang MW, et al. Severe varicella caused by varicella-vaccine strain in a child with significant T-cell dysfunction. Pediatrics. 2007；120：e1345-9.（エビデンスレベルⅤ）
23) Bakshi N, Lawson J, Hanson R, et al. Fatal mumps meningoencephalitis in a child with severe combined immunodeficiency after bone marrow transplantation. J Child Neurol. 1996；11：159-62.（エビデンスレベルⅤ）
24) National Center for Immunization and Respiratory Diseases. General recommendations on immunization --- recommendations of the Advisory Committee on Immunization Practices（ACIP）. MMWR Recomm Rep. 2011；60：1-64.（エビデンスレベルⅠ）

CQ13-2：Wiskott-Aldrich症候群患者への予防接種

ステートメント

細胞性免疫不全を伴うため生ワクチンは禁忌である
　生ワクチン：　　推奨グレードC2
　不活化ワクチン：推奨グレードC1

背景・目的

　Wiskott-Aldrich症候群は、血小板減少、湿疹、易感染性を3主徴とするX連鎖遺伝性疾患で、責任遺伝子はWASP遺伝子である。血小板減少はほぼ全例で見られ、出生直後から見られることが多く、血便、皮下出血が多く、頭蓋内出血も稀ではない。湿疹はアトピー性湿疹様であり、難治である。乳幼児期から中耳炎、肺炎、副鼻腔炎、皮膚感染症、髄膜炎などを繰り返す。肺炎球菌やブドウ球菌が多く、カンジダやアスペルギルス感染症の頻度も高い。ニューモシスティス肺炎も起こることがある。ヘルペスウイルス科ウイルス（単純ヘルペスウイルス、水痘・帯状疱疹ウイルス、サイトメガロウイルス、EBウイルス）感染症も重症化しやすい。細胞性免疫能、NK活性が低下し、液性免疫にも異常を呈する。IgA腎症を含む自己免疫疾患、悪性リンパ腫などの悪性腫瘍の合併頻度も高い。

解説

　Wiskott-Aldrich症候群患者における生ワクチン接種による感染症の報告は見られないが、細胞性免疫不全状態であるため生ワクチンは禁忌である[1]。Wiskott-Aldrich症候群に対しては、造血幹細胞移植を行う必要のある例が多い。そのため、予防接種に関しては、造血幹細胞移植のスケジュールを考慮しながら判断する必要がある。IgGが低値であるため定期的に免疫グロブリンの補充を行う場合には、ワクチン接種を造血幹細胞移植前に行う必要は基本的にはないが、インフルエンザワクチン接種は行うことが望まれる。造血幹細胞移植を受けることができない患者や、長期間造血幹細胞移植をする予定がない場合には、不活化ワクチンの接種は考慮するべきである。しかし十分な効果が得られるとは限らない[2,3]ため、抗体価の上昇を確認する必要がある。また、接種の際には接種部位の出血に注意が必要である。血小板減少による出血傾向の管理を目的とした脾臓摘出は原則としては勧められないが、脾臓摘出の前には23価肺炎球菌ワクチンまたは13価肺炎球菌ワクチン、およびHibワクチンを接種したほうがよい。しかし、効果は乏しい[3]。

参考文献

1) National Center for Immunization and Respiratory Diseases. General recommendations on immunization --- recommendations of the Advisory Committee on Immunization Practices (ACIP). MMWR Recomm Rep. 2011 ; 60 : 1-64.（エビデンスレベルⅠ）
2) Ochs HD, Slichter SJ, Harker LA, et al. The Wiskott-Aldrich syndrome : studies of lymphocytes, granulocytes, and platelets. Blood. 1980 ; 55 : 243-52.（エビデンスレベルⅤ）
3) Sullivan KE, Mullen CA, Blaese RM, et al. A multiinstitutional survey of the Wiskott-Aldrich syndrome. J Pediatr. 1994 ; 125 : 876-85.（エビデンスレベルⅣb）

CQ13-3：毛細血管拡張性小脳失調症患者への予防接種

ステートメント

予防接種による副反応の報告がほとんどない。患者の感染症予防のためにも予防接種は積極的に行う
　生ワクチン：　　　推奨グレードC1
　不活化ワクチン：推奨グレードC1

背景・目的

　DNA修復機構の異常により生じる神経系、免疫系など多系統の障害を呈する疾患であり、常染色体劣性遺伝形式をとる。進行性の小脳失調、眼球結膜などの毛細血管拡張、免疫不全を特徴とする。2本鎖DNAの修復に重要なATMの欠損によって起こる。ATMが欠損することによって、2本鎖DNA修復障害が起こるため、患者は放射線高感受性となり発癌、特に悪性リンパ腫のリスクが高い。

　歩き始めの頃から失調が見られるようになる。次第に、姿勢の不安定、不明瞭言語、眼球運動失行、舞踏病様運動失調、企図振戦、嚥下障害などの症状が進行する。10歳前後には車いす生活になる。頭部MRI検査で、小脳萎縮が認められる。眼球結膜の毛細血管拡張は5〜8歳くらいで認められるようになるが、毛細血管拡張は明確でない場合もある。多くの患者で易感染性が見られるが進行性ではない。肺炎球菌多糖体に対する抗体産生不全が見られ、血清IgA、IgE、IgG$_2$が低値である。細胞性免疫が低下している場合もありマイトジェンに対するT細胞の低反応性が認められる。気道感染症を繰り返し、気管支拡張症の合併も多い。診断には血清αフェトプロテインの高値も参考になる。

解説

　現在、この疾患に対する根本的な治療法はない。したがって、患者の長期的な管理上、感染症の予防は非常に重要である。液性免疫能、細胞性免疫能をチェックし、正常あるいは正常に近い値であれば、予防接種の起こり得る副反応、有効性が十分でない可能性のあることなどを十分に説明した上で、生ワクチンを含め、予防接種を積極的にするほうがよい[1]。実際に、ほとんどの症例で、毛細血管拡張性小脳失調症と診断されるときには、すでにBCGやMRワクチンなどの接種を終えている。しかし、麻しんや風しん、ムンプスワクチンによる感染症の報告はない[2]。他方、この疾患で経口ポリオワクチンによる麻痺の発症が1例のみではあるが報告されている[3]。しかし、国内では不活化ポリオワクチンになり今後この心配はない。免疫能の著しい低下がある場合には、原発性免疫不全症の専門家と相談して個別に考えるべきである。定期的に免疫グロブリン補充を行ってい

る場合には、基本的には予防接種を行う必要はないが、インフルエンザワクチン接種は行うことが望まれる。

この疾患では、副鼻腔炎、気管支炎、肺炎が起こりやすい。十分な効果が得られない可能性はある[4]が、肺炎球菌ワクチンやHibワクチンの接種は積極的に行う[1]。

参考文献

1) Davies EG. Update on the management of the immunodeficiency in ataxia-telangiectasia. Expert Rev Clin Immunol. 2009；5：565-75.（エビデンスレベルⅠ）
2) Nowak-Wegrzyn A, Crawford TO, Winkelstein JA, et al. Immunodeficiency and infections in ataxia-telangiectasia. J Pediatr. 2004；144：505-11.（エビデンスレベルⅣb）
3) Pohl KR, Farley JD, Jan JE, et al. Ataxia-telangiectasia in a child with vaccine-associated paralytic poliomyelitis. J Pediatr. 1992；121：405-7.（エビデンスレベルⅤ）
4) Weemaes CM, The TH, van Munster PJ, et al. Antibody responses in vivo in chromosome instability syndromes with immunodeficiency. Clin Exp Immunol. 1984；57：529-34.（エビデンスレベルⅣb）

CQ13-4：DiGeorge症候群患者への予防接種

ステートメント

著しい細胞性免疫不全がなければ予防接種は行ってよい
　生ワクチン：　　　推奨グレードC1（細胞性免疫の高度の異常：D）
　不活化ワクチン：推奨グレードC1（細胞性免疫の高度の異常：D）

背景・目的

胸腺の低または無形成、副甲状腺の低または無形成、先天的な心大血管系の異常、顔貌異常を呈する疾患である。22番染色体長腕の22q11.2領域の欠失を認め、マウスの研究から*TBX1*が本症候群の主要な原因遺伝子であると考えられている。

顔貌は、眼間解離、眼尻の下がった眼裂狭小、耳介低位、耳介低形成、小顎、短い人中、小さい口などが見られる。典型例では、低カルシウム血症によるテタニー、ファロー四徴症や総動脈管症などの心大血管系異常、胸腺の無・低形成による細胞性免疫不全によるカンジダ症、下痢、気道感染症などが見られる。それ以外に二分口蓋垂、高口蓋、鼻声、腎低形成、多嚢胞性腎、重複尿管、知能障害、成人期の統合失調症などが見られる。

解説

細胞性免疫異常の程度は様々である。正常あるいは正常に近いことも多い。何らかの免役異常が認められるのは70％程度であるが、臨床的に問題となる重症の細胞性免疫不全を呈するものは1％以下である。不活化ワクチンの接種は積極的に行う。免疫能のチェックを行い、著しい異常がなければ、生ワクチンも可能であり、効果も期待できる[1,2]。リンパ球増殖能が正常で、CD3+T細胞数が500/μL以上かつCD8+細胞が200/μL以上であることが目安となるであろう[3〜5]。しかしながら持続的な抗体価は得られないことも多い[5]。細胞性免疫能が明らかに低下している場合、生ワクチンの接種は禁忌であり、実際に播種性のBCG感染症の報告もある[6]。

> **参考文献**

1) Perez EE, Bokszczanin A, McDonald-McGinn D, et al. Safety of live viral vaccines in patients with chromosome 22q11.2 deletion syndrome（DiGeorge syndrome/velocardiofacial syndrome）. Pediatrics. 2003；112：e325.（エビデンスレベルⅣb）
2) Azzari C, Gambineri E, Resti M, et al. Safety and immunogenicity of measles-mumps-rubella vaccine in children with congenital immunodeficiency（DiGeorge syndrome）. Vaccine. 2005；23：1668-71.（エビデンスレベルⅣb）
3) Measles immunization in HIV-infected children. American Academy of Pediatrics. Committee on Infectious Diseases and Committee on Pediatric AIDS. Pediatrics. 1999；103：1057-60.（エビデンスレベルⅣb）
4) Moylett EH, Wasan AN, Noroski LM, et al. Live viral vaccines in patients with partial DiGeorge syndrome：clinical experience and cellular immunity. Clin Immunol. 2004；112：106-12.（エビデンスレベルⅣb）
5) Al-Sukaiti N, Reid B, Lavi S, et al. Safety and efficacy of measles, mumps, and rubella vaccine in patients with DiGeorge syndrome. J Allergy Clin Immunol. 2010；126：868-9.（エビデンスレベルⅣb）
6) Scoazec JY, Fischer A, Nezelof C.［Generalized BCG infection, expression of multifactorial deficiency of intramacrophage bactericidal action. Anatomo-clinical study of 11 cases］. Arch Fr Pediatr. 1984；41：681-7.（エビデンスレベルⅤ）

CQ13-5： 高IgE症候群患者への予防接種

ステートメント
細胞性免疫不全を伴うため生ワクチンは禁忌である
　生ワクチン：　　推奨グレードC2
　不活化ワクチン：推奨グレードC1

背景・目的

　高IgE症候群は、生後すぐあるいは数か月後くらいに始まる湿疹、黄色ブドウ球菌による皮膚、肺、関節、軟部組織などの感染症、高IgE血症の三主徴を特徴とする原発性免疫不全症候群である。高IgE症候群の原因として、常染色体優性遺伝である*STAT3*遺伝子異常によるもの、常染色体劣性遺伝である*DOCK8*遺伝子異常によるもの、常染色体劣性遺伝であるTYK2欠損症によるものの3つが判明している。

1)*STAT3*遺伝子異常による高IgE症候群
　ほとんどの場合は新生児期から皮疹が見られる。最初は新生児痤瘡と診断されている場合がある。その後、全身性湿疹となり黄色ブドウ球菌感染があると悪化する。黄色ブドウ球菌による感染が起こりやすく、皮膚膿瘍やリンパ節炎では、熱感や発赤、痛みを伴わないいわゆる寒冷膿瘍の場合もある。副鼻腔炎、中耳炎、肺炎を繰り返し、肺嚢胞や気管支拡張症を残すことがある。皮膚粘膜カンジダ症もほとんどの患者で認められる。抗酸菌にも易感染性を呈するため、BCG接種は禁忌である。種々の食物などに対する特異的IgE値が高値となるが、必ずしもそれに対するアレルギー症状があるとは限らない。それ以外に種々の症状が見られることがこの疾患の特徴である。乳歯脱落遅延があり、歯並びが不整となる。思春期頃になると顔貌異常（額の突出、肉付きのよい鼻、眼球陥凹、顔面の左右非対称、皮膚が厚く肌理があらい顔）が明確に認められるようになる。側弯症、易骨折、関節の過伸展なども認められることがある。

2）DOCK8遺伝子異常による高IgE症候群

　STAT3遺伝子異常によるものと同様、湿疹、副鼻腔炎、肺炎、高IgE血症が見られる。肺炎の原因は黄色ブドウ球菌が特に多いわけではなく、種々の細菌やウイルスによって起こり、反復して重症化することが多い。皮膚のウイルス感染症が特徴的であり、ヒトパピローマウイルスによる疣贅、伝染性軟属腫が広範に起こりやすい。単純ヘルペスウイルス感染症や帯状疱疹も起こりやすい。歯牙の異常や顔貌異常はない。扁平上皮癌や悪性リンパ腫が起こりやすいことも特徴である。

3）TYK2欠損症

　湿疹、副鼻腔炎、肺炎、カンジダ感染症、高IgE血症、伝染性軟属腫、ヘルペス感染症が見られる。感染症の原因菌は多彩で抗酸菌感染症も重症化しやすい。

解説

　いずれの病型でも細胞性免疫の異常があることが示されている[1〜4]。実際にBCG感染症の報告がある[5]。したがって、生ワクチンは禁忌である。特にBCGの接種は重症BCG感染症を起こす危険があることに留意する必要がある。不活化ワクチンは積極的に接種する。不活化ワクチン接種の効果は不十分である可能性がある[6]。

参考文献

1) Minegishi Y, Saito M, Morio T, et al. Human tyrosine kinase 2 deficiency reveals its requisite roles in multiple cytokine signals involved in innate and acquired immunity. Immunity. 2006；25：745-55.（エビデンスレベルV）
2) Su HC, Jing H, Zhang Q. DOCK8 deficiency. Ann NY Acad Sci. 2011；1246：26-33.（エビデンスレベルV）
3) Siegel AM, Heimall J, Freeman AF, et al. A critical role for STAT3 transcription factor signaling in the development and maintenance of human T cell memory. Immunity. 2011；35：806-18.（エビデンスレベルV）
4) Szczawinska-Poplonyk A, Kycler Z, Pietrucha B, et al. The hyperimmunoglobulin E syndrome--clinical manifestation diversity in primary immune deficiency. Orphanet J Rare Dis. 2011；6：76.（エビデンスレベルV）
5) Pasic S, Lilic D, Pejnovic N, et al. Disseminated Bacillus Calmette-Guerin infection in a girl with hyperimmunoglobulin E syndrome. Acta Paediatr. 1998；87：702-4.（エビデンスレベルV）
6) Sheerin KA, Buckley RH. Antibody responses to protein, polysaccharide, and phi X174 antigens in the hyperimmunoglobulinemia E（hyper-IgE）syndrome. J Allergy Clin Immunol. 1991；87：803-11.（エビデンスレベルIVb）

CQ13-6：X連鎖無ガンマグロブリン血症（Bruton型無ガンマグロブリン血症）患者への予防接種

ステートメント

B細胞が欠損するため多くのワクチンの効果は期待できない。BCG接種は専門家と相談し、免疫能の確認を行った上で行ってもよい

　生ワクチン：　　　推奨グレードD（BCGはC2。ただし専門家と相談して判断する）

　不活化ワクチン：推奨グレードD

背景・目的

　X連鎖劣性遺伝形式をとり男性に起こるが、きわめて稀にX染色体不活化機構の異常によって女性に発症する場合もある。責任遺伝子は *Bruton tyrosine kinase*（*BTK*）である。乳児期早期は移行抗体のため無症状であることが多い。中耳炎、副鼻腔炎、肺炎、皮膚化膿症などを繰り返す。敗血症や化膿性髄膜炎で発症することもある。一般化膿菌に対する易感染性が特徴的であるが、細胞融解型ウイルス特にエンテロウイルス（エコー、コクサッキー、ポリオウイルス）感染症の重症化も起こるため注意が必要である。エンテロウイルスによる脳炎は治療法がなく不幸な転機をとることになる。

　血清ガンマグロブリン値は、IgG、IgA、IgM、IgEいずれも欠損あるいは著しい低値である。末梢血のBリンパ球は2％以下（ほとんど1％以下）に欠損する。

解　説

　これまで、経口ポリオワクチン（生ワクチン）によりワクチン関連弛緩性ポリオ（VAPP）を発症したり、ウイルス排泄が遷延した例が多数報告されてきた[1~8]。国内では不活化ポリオワクチンが用いられるようになり、この問題は解消されている。

　この疾患では、基本的に生ワクチンはすべて禁忌である[9]。ただし、液性免疫以外に異常がないことが確認されているX連鎖無ガンマグロブリン血症患者では、BCG接種を禁忌とする理論的根拠はない。実際に多くの患者は、この疾患と診断される以前にBCG接種を受けていることが多いが、副反応は起こっていない。X連鎖無ガンマグロブリン血症に対するBCG接種は、免疫学的な精査を行った上で専門家と相談して慎重に判断する必要があり、接種する場合と接種しない場合の利益と不利益を十分に被接種者側に説明する必要がある。BCG以外の生ワクチンは禁忌である。

　不活化ワクチンは効果が期待できないので接種しない。基本的には免疫グロブリンの補充を確実に行うことが最も重要である。インフルエンザの予防接種は基本的には無効であると考えられるが、接種を完全に否定できる根拠もない。

参考文献

1) Khetsuriani N, Prevots DR, Quick L, et al. Persistence of Vaccine-derived polioviruses among immunodeficient persons with vaccine-associated paralytic poliomyelitis. J Infect Dis. 2003；188：1845-52.（エビデンスレベルⅤ）
2) Centers for Disease Control and Prevention（CDC）. Update on vaccine-derived polioviruses. MMWR Morb Mortal Wkly Rep. 2006；55：1093-7.（エビデンスレベルⅤ）
3) Vaccine-derived polioviruses--update. Wkly Epidemiol Rec. 2006；81：398-404.（エビデンスレベルⅤ）
4) Centers for Disease Control and Prevention（CDC）. Update on vaccine-derived polioviruses--worldwide, January 2006-August 2007. MMWR Morb Mortal Wkly Rep. 2007；56：996-1001.
5) Global update on vaccine-derived polioviruses, January 2006-August 2007. Wkly Epidemiol Rec. 2007；82：337-43.（エビデンスレベルⅤ）
6) Centers for Disease Control and Prevention（CDC）. Update on vaccine-derived polioviruses--worldwide, January 2008-June 2009. MMWR Morb Mortal Wkly Rep. 2009；58：1002-6.（エビデンスレベルⅤ）
7) Centers for Disease Control and Prevention（CDC）. Update on vaccine-derived polioviruses--worldwide, July 2009-March 2011. MMWR Morb Mortal Wkly Rep. 2011；60：846-50.（エビデンスレベルⅤ）

8) Sarpong S, Skolnick HS, Ochs HD, et al. Survival of wild polio by a patient with XLA. Ann Allergy Asthma Immunol. 2002；88：59-60.（エビデンスレベルⅤ）
9) National Center for Immunization and Respiratory Diseases. General recommendations on immunization --- recommendations of the Advisory Committee on Immunization Practices（ACIP）. MMWR Recomm Rep. 2011；60：1-64.（エビデンスレベルⅠ）

CQ13-7：分類不能型低ガンマグロブリン血症患者への予防接種

ステートメント

細胞性免疫の異常が認められることがあるので生ワクチンは禁忌である

　生ワクチン：　　推奨グレードC2
　不活化ワクチン：推奨グレードC1

背景・目的

血清IgG値が低値であることによって細菌感染症を反復する疾患で、一般的にはX連鎖性無ガンマグロブリン血症以外のものを指す。責任遺伝子のごく一部が解明されているにすぎず、ほとんどの患者では責任遺伝子が不明である。抗体産生能のみの異常である患者、細胞性免疫にも異常のある患者など、複数の原因による複数の病態が混在している。発症の男女差はなく、末梢血B細胞数は正常のことが多い。IgGは著しく低値で、感染を繰り返す場合には免疫グロブリンの定期的補充が行われる。

解説

分類不能型低免疫グロブリン血症でも経口ポリオワクチン接種による麻痺やウイルス排泄の遷延が報告されてきた[1〜7]。この疾患では細胞性免疫能の異常を伴う場合があることから生ワクチンは基本的に禁忌である。この疾患でも、診断される以前にBCG接種を受けている例も多いが、BCGに対する細胞性免疫異常が報告されており[8]、診断が確定されているものに対してBCGを接種すべきではない。また、ガンマグロブリンの定期的補充がなされていることが多く、生ワクチンの効果は期待できない。不活化ワクチンは積極的に接種するべきであるが、効果は不十分である[9,10]。

参考文献

1) Khetsuriani N, Prevots DR, Quick L, et al. Persistence of Vaccine-derived polioviruses among immunodeficient persons with vaccine-associated paralytic poliomyelitis. J Infect Dis. 2003；188：1845-52.（エビデンスレベルⅤ）
2) Centers for Disease Control and Prevention（CDC）. Update on vaccine-derived polioviruses. MMWR Morb Mortal Wkly Rep. 2006；55：1093-7.（エビデンスレベルⅤ）
3) Vaccine-derived polioviruses--update. Wkly Epidemiol Rec. 2006；81：398-404.（エビデンスレベルⅤ）
4) Centers for Disease Control and Prevention（CDC）. Update on vaccine-derived polioviruses--worldwide, January 2008-June 2009. MMWR Morb Mortal Wkly Rep. 2009；58：1002-6.（エビデンスレベルⅤ）
5) Centers for Disease Control and Prevention（CDC）. Update on vaccine-derived polioviruses--worldwide, July 2009-March 2011. MMWR Morb Mortal Wkly Rep. 2011；60：846-50.（エビデンスレベルⅤ）
6) Kew OM, Sutter RW, Nottay BK, et al. Prolonged replication of a type 1 vaccine-derived

poliovirus in an immunodeficient patient. J Clin Microbiol. 1998；36：2893-9.（エビデンスレベルⅤ）
7) Maclennan C, Dunn G, Huissoon A, et al. Failure to clear persistent vaccine-derived neurovirulent poliovirus infection in an immunodeficient man. Lancet. 2004；363：1509-13.（エビデンスレベルⅤ）
8) Funauchi M, Farrant J, Moreno C, et al. Defects in antigen-driven lymphocyte responses in common variable immunodeficiency（CVID）are due to a reduction in the number of antigen-specific CD4＋T cells. Clin Exp Immunol. 1995；101：82-8.（エビデンスレベルⅣb）
9) Goldacker S, Draeger R, Warnatz K, et al. Active vaccination in patients with common variable immunodeficiency（CVID）. Clin Immunol. 2007；124：294-303.（エビデンスレベルⅣb）
10) Rezaei N, Aghamohammadi A, Siadat SD, et al. Serum bactericidal antibody response to serogroup C polysaccharide meningococcal vaccination in children with primary antibody deficiencies. Vaccine. 2007；25：5308-14.（エビデンスレベルⅣb）

CQ13-8：高IgM症候群患者への予防接種

ステートメント

細胞性免疫の異常を伴うことがあるため生ワクチンは禁忌である。液性免疫能の異常もあるため、不活化ワクチンは無効である

　　生ワクチン：　　　推奨グレードD
　　不活化ワクチン：推奨グレードD（軽症例C1）

背景・目的

　B細胞のクラススイッチに異常がある疾患で、血清IgGやIgAが低値であるがIgMは正常ないし高値を呈することが特徴である。原因としてCD40L、CD40、AID、UNG欠損などがある。AID欠損、UNG欠損の場合には、液性免疫不全による易感染性を呈し[1]、細胞性免疫不全は伴わないため、免疫グロブリン補充による治療が主体である。CD40L、CD40欠損症では、液性免疫不全に加えて細胞性免疫不全を伴うため、一般化膿菌感染症以外にニューモシスティス肺炎、クリプトストリジウムによる重症下痢、真菌感染、種々のウイルスによる気道感染症や遷延性下痢、抗酸菌感染などが起こる。したがって、長期的予後を考慮すると造血幹細胞移植が適応となる疾患である。

解　説

　生ワクチンは禁忌である[2]。不活化ワクチンの効果は期待できないので通常は接種しない[3]。しかし、軽症例など特異抗体を産生できる場合には不活化ワクチン接種を考慮してもよい。

参考文献

1) Aruffo A, Farrington M, Hollenbaugh D, et al. The CD40 ligand, gp39, is defective in activated T cells from patients with X-linked hyper-IgM syndrome. Cell 1993；72：291-300.（エビデンスレベルⅣb）
2) National Center for Immunization and Respiratory Diseases. General recommendations on immunization --- recommendations of the Advisory Committee on Immunization Practices（ACIP）. MMWR Recomm Rep. 2011；60：1-64.（エビデンスレベルⅠ）
3) Rezaei N, Aghamohammadi A, Siadat SD, et al. Serum bactericidal antibody response to serogroup C polysaccharide meningococcal vaccination in children with primary antibody deficiencies. Vaccine. 2007；25：5308-14.（エビデンスレベルⅣb）

CQ13-9：乳児一過性低ガンマグロブリン血症患者への予防接種

ステートメント
診断が確定したら予防接種を行ってよい
　生ワクチン：　　　推奨グレードC1
　不活化ワクチン：推奨グレードC1

背景・目的／解説
　健常小児では、出生後、血清IgG値は移行抗体が存在するため健常成人レベルであるが、生後3～4か月にかけて300～400mg/dL程度と低下し、それ以降は徐々に上昇していく。乳児一過性低ガンマグロブリン血症では、数年間はIgGの上昇傾向が見られないが、その後は次第に正常化する。血清IgMやIgA値は年齢相当で正常であり、末梢血B細胞数も正常である。特異抗体産生能は乳児期にもほとんど正常であることが多い[1,2]。他方、17か月までは、一部の例では特異抗体産生能が低い場合もあると報告されている[3]ので、予防接種後は抗体価を確認することが望まれる。
　診断が確定したら、予防接種は通常どおりに行ってよい[4]。なお、不活化ワクチンを接種し、抗体産生能を確認することは診断の参考にもなり有用である。

参考文献
1) Rieger CH, Nelson LA, Peri BA, et al. Transient hypogammaglobulinemia of infancy. J Pediatr. 1977；91：601-3.（エビデンスレベルⅣb）
2) Tiller TL Jr, Buckley RH. Transient hypogammaglobulinemia of infancy：review of the literature, clinical and immunologic features of 11 new cases, and long-term follow-up. J Pediatr. 1978；92：347-53.（エビデンスレベルⅣb）
3) Cano F, Mayo DR, Ballow M. Absent specific viral antibodies in patients with transient hypogammaglobulinemia of infancy. J Allergy Clin Immunol. 1990；85：510-3.（エビデンスレベルⅣb）
4) National Center for Immunization and Respiratory Diseases. General recommendations on immunization --- recommendations of the Advisory Committee on Immunization Practices（ACIP）. MMWR Recomm Rep. 2011；60：1-64.（エビデンスレベルⅠ）

CQ13-10：選択的IgA欠損症患者への予防接種

ステートメント
診断が確定したら予防接種を行ってよい
　生ワクチン：　　　推奨グレードC1
　不活化ワクチン：推奨グレードC1

背景・目的／解説
　免疫グロブリンのうち、IgAのみの欠損を呈する疾患である。選択的IgA欠損症は日本では欧米よりも頻度は低い。この疾患はほとんど易感染性を呈さない。特異抗体産生能も正常である。
　予防接種は通常どおりに行う[1]。

参考文献
1) National Center for Immunization and Respiratory Diseases. General recommendations on

immunization --- recommendations of the Advisory Committee on Immunization Practices (ACIP). MMWR Recomm Rep. 2011；60：1-64.（エビデンスレベルⅠ）

CQ13-11：Chédiak-Higashi症候群患者への予防接種

ステートメント

細胞性免疫異常を呈するため生ワクチン接種は禁忌である。不活化ワクチンも疾患活動性に影響する可能性が否定できないため、基本的に行わないほうがよい

　生ワクチン：　　　推奨グレードC2
　不活化ワクチン：推奨グレードC2

背景・目的

　皮膚、毛髪、眼の部分的白子症、一般化膿菌に対する易感染性、神経系の異常を呈し、白血球内に巨大顆粒が認められることを特徴とする原発性免疫不全症であり、常染色体劣性遺伝形式をとる。食細胞内に巨大顆粒が認められ、ミエロペルオキシダーゼや酸フォスファターゼが陽性である。エンドソームと顆粒との融合が障害されるため、好中球、単球の機能障害が起こる[1,2]。NK活性、細胞傷害性T細胞の機能が障害される[3-5]。神経症状は幼少期には目立たないが、知能障害、痙攣、小脳失調、末梢神経障害が次第に見られるようになる。Accelerated phaseといわれる血球貪食症候群を呈するようになるが、この合併症は治療が困難で、一旦改善しても再発し、救命が困難である。Accelerated phaseを回避するためには造血幹細胞移植が必要である。造血幹細胞移植を受けない場合には、通常5歳前後で死亡することが多い。

解説

　細胞性免疫異常を呈するため生ワクチン接種は禁忌である。不活化ワクチンも疾患活動性に影響する可能性が否定できないため、基本的に行わないほうがよいが、患者の免疫能、疾患活動性、造血幹細胞移植の予定などをもとにして、患者ごとに専門的な立場から決定する必要がある。

参考文献

1) Clawson CC, White JG, Repine JE. The Chédiak-Higashi syndrome. Evidence that defective leukotaxis is primarily due to an impediment by giant granules. Am J Pathol. 1978；92：745-53.
2) Gallin JI, Elin RJ, Hubert RT, et al. Efficacy of ascorbic acid in Chediak-Higashi syndrome (CHS)：studies in humans and mice. Blood. 1979；53：226-34.
3) Haliotis T, Roder J, Klein M, et al. Chédiak-Higashi gene in humans I. Impairment of natural-killer function. J Exp Med. 1980；151：1039-48.（エビデンスレベルⅣb）
4) Klein M, Roder J, Haliotis T, et al. Chédiak-Higashi gene in humans. II. The selectivity of the defect in natural-killer and antibody-dependent cell-mediated cytotoxicity function. J Exp Med. 1980；151：1049-58.（エビデンスレベルⅣb）
5) Baetz K, Isaaz S, Griffiths GM. Loss of cytotoxic T lymphocyte function in Chediak-Higashi syndrome arises from a secretory defect that prevents lytic granule exocytosis. J Immunol. 1995；154：6122-31.（エビデンスレベルⅣb）

CQ13-12：家族性血球貪食症候群患者への予防接種
ステートメント
細胞性免疫の異常があり、血球貪食症候群を誘発する可能性もあるので禁忌である
　生ワクチン：　　推奨グレードC2
　不活化ワクチン：推奨グレードC2

背景・目的
　細胞傷害性T細胞やNK細胞の細胞障害に重要な働きをする分子の欠損によって起こる。これまでに*PRF1*、*UNC13D*、*STX11*、*STXBP2*などの責任原因が明らかになっているが、まだ解明されていないものもある。これらの分子が欠損しているためNK細胞や細胞傷害性T細胞が感染細胞に対して細胞傷害性を発揮できない[1,2]。そのため、著しい高サイトカイン血症をきたし、血球貪食症候群を呈する。乳児期早期は無症状のことが多いが、ウイルス感染などを契機としてこの病像を呈するようになる。造血幹細胞移植を行わなければ救命することは困難である。

解説
　細胞性免疫の障害があること[3,4]、造血幹細胞移植前に予防接種を行うと血球貪食症候群を誘発する可能性があること、免疫抑制薬を用いた治療が必要であることなどから禁忌である。造血幹細胞移植後に、免疫能の回復を待って予防接種を行う。

参考文献
1) Aricò M, Janka G, Fischer A, et al. Hemophagocytic lymphohistiocytosis. Report of 122 children from the International Registry. FHL Study Group of the Histiocyte Society. Leukemia. 1996；10：197-203.(エビデンスレベルⅣb)
2) Arceci RJ. The histiocytoses：the fall of the Tower of Babel. Eur J Cancer. 1999；35：747-67；discussion 767-9.(エビデンスレベルⅣb)
3) McClain K, Gehrz R, Grierson H, et al. Virus-associated histiocytic proliferations in children. Frequent association with Epstein-Barr virus and congenital or acquired immunodeficiencies. Am J Pediatr Hematol Oncol. 1988；10：196-205.(エビデンスレベルⅣb)
4) Egeler RM, Shapiro R, Loechelt B, et al. Characteristic immune abnormalities in hemophagocytic lymphohistiocytosis. J Pediatr Hematol Oncol. 1996；18：340-5.(エビデンスレベルⅣb)

CQ13-13：重症先天性好中球減少症患者への予防接種
ステートメント
BCG接種は、BCG感染症発症の可能性や、BCG接種部位局所の二次感染の可能性などから禁忌と考える
　生ワクチン：　　推奨グレードBCGはC2（それ以外はC1）
　不活化ワクチン：推奨グレードC1

背景・目的
　生後より慢性好中球減少（200/μL未満）を呈するため、一般化膿菌を中心とした易感染性を呈する。発熱、皮膚化膿症、肛門周囲膿瘍、歯肉の発赤・腫脹・出血、肺炎、敗血症などを呈する。

G-CSFの開発以前は、ほとんどの患者が乳幼児期に感染症で死亡していた。骨髄検査では、顆粒球系細胞が前骨髄球や骨髄球の時点での分化障害が見られる。*ELANE*や*HAX1*、*GFI1*などの責任遺伝子が同定されている。Kostmann病とされていた疾患は*HAX1*遺伝子異常であることが確認された。国内では重症先天性好中球減少症の約75%が*ELANE*遺伝子異常、10%が*HAX1*遺伝子異常で起こっている。G-CSFの長期投与は白血病の発症につながる可能性が高く、造血幹細胞移植を考慮することが勧められる。

解説

　この疾患では、予防接種による重症副反応の報告はない。しかし、BCG接種についてはBCG感染症発症の可能性や、接種部位局所の二次感染症の可能性が否定できないため、禁忌と考えるべきである[1]。予防接種は、造血幹細胞移植のスケジュールを考慮して行う必要があるが、細胞性免疫、液性免疫は正常であるため、基本的にいずれの予防接種も可能であり、麻疹や風疹などでの二次感染予防のためにも予防接種を行うことが勧められる。

参考文献

1) Donadieu J, Fenneteau O, Beaupain B, et al. Congenital neutropenia：diagnosis, molecular bases and patient management. Orphanet J Rare Dis. 2011；6：26.（エビデンスレベルⅣb）

CQ13-14：慢性肉芽腫症患者への予防接種

ステートメント

BCGは禁忌である。BCG接種によって重症のBCG感染症が起こることがある
　生ワクチン：　　推奨グレードBCGはD（それ以外はC1）
　不活化ワクチン：推奨グレードC1

背景・目的

　活性酸素産生能が欠損することにより好中球殺菌能の異常を呈する疾患であり、X連鎖劣性遺伝形式をとるものと常染色体劣性遺伝形式をとるものとがある。乳児期より重症の細菌感染症や真菌感染症を繰り返し、抗菌薬や抗真菌薬の投与にもかかわらず、難治性である。ブドウ球菌、大腸菌、肺炎桿菌、カンジダ、アスペルギルスなどの感染症の頻度が高い。感染予防のためST合剤、イトラコナゾールなどの抗菌薬や抗真菌薬、IFN-γなどの予防投与が行われるが、感染症を完全に予防することは困難である。重症感染症を繰り返す際には、造血幹細胞移植の適応となる。

解説

　この疾患では、BCG接種によって播種性BCG感染症が起こり、重症化しやすいことから[1,2,4]、BCGは禁忌である。これはマクロファージの活性酸素産生能が欠損することによると考えられている[5]。それ以外の予防接種はすべて積極的に行う必要がある。ただし、慢性肉芽腫症患者で炎症性腸疾患を合併している場合のロタウイルスワクチンの安全性については明確にされていないので、患者の状態を十分に評価し、専門家と相談した上で判断する必要がある。

参考文献

1) Norouzi S, Aghamohammadi A, Mamishi S, et al. Bacillus Calmette-Guerin (BCG) complications associated with primary immunodeficiency diseases. J Infect. 2012；64：543-54.(エビデンスレベルⅤ)
2) Bustamante J, Aksu G, Vogt G, et al. BCG-osis and tuberculosis in a child with chronic granulomatous disease. J Allergy Clin Immunol. 2007；120：32-8.(エビデンスレベルⅤ)
3) Movahedi Z, Norouzi S, Mamishi S, et al. BCGiosis as a presenting feature of a child with chronic granulomatous disease. Braz J Infect Dis. 2011；15：83-6.(エビデンスレベルⅤ)
4) Lee WI, Huang JL, Yeh KW, et al. Immune defects in active mycobacterial diseases in patients with primary immunodeficiency diseases (PIDs). J Formos Med Assoc. 2011；110：750-8.(エビデンスレベルⅣb)
5) Bustamante J, Picard C, Boisson-Dupuis S, et al. Genetic lessons learned from X-linked Mendelian susceptibility to mycobacterial diseases. Ann NY Acad Sci. 2011；1246：92-101.(エビデンスレベルⅣb)

CQ13-15：Mendelian susceptibility to Mycobacterial disease (MSMD) 患者への予防接種

ステートメント

BCGは禁忌である。BCG接種によって重症のBCG感染症が起こることがある
　生ワクチン：　　推奨グレードBCGはD(それ以外はC1)
　不活化ワクチン：推奨グレードC1

背景・目的／解説

　BCGや非結核性抗酸菌、結核菌などの抗酸菌や*Salmonella*などの細胞内寄生菌感染症のみに易感染性を呈するものである。近年、この疾患は、IFN-γレセプター(IFN-γR)1、IFN-γR2、IL-12、IL-12R、STAT1、NEMO、gp91phox(CYBB)、IRF8、ISG15などの遺伝子異常によって起こる原発性免疫不全症候群であることが明らかになった[1]。細胞内寄生菌の刺激によりマクロファージはIL-12p35とIL-12p40のヘテロダイマーであるIL-12p70を産生し、IL-12Rを発現したT細胞やNK細胞に作用する。IL-12Rからの刺激は、Tyk2やJak2を介して、STAT4のリン酸化および核内移行を起こし、その結果IFN-γの産生が誘導される。IFN-γが有核細胞に発現するIFN-γR1に結合するとIFN-γR1の2量体が形成され、さらにIFN-γR2がこれに結合する。IFN-γR1とJak1、IFN-γR2、Jak2とのtransphosphorylationにより、STAT1のリン酸化と核内移行が起こる。これによって、食細胞ではさらにIL-12の産生が誘導されるとともに、種々の遺伝子発現が誘導され、細胞内寄生菌の殺菌や増殖抑制が発揮される。MSMDの多くは、このIFN-γ／IL-12経路の異常による。原因により、常染色体優性遺伝、常染色体劣性遺伝、X連鎖劣性遺伝のものがあり、まだ原因が解明されていないものも多い。国内では常染色体優性遺伝形式をとるIFNGR1部分欠損症が多い[2]。

　BCGは禁忌である。しかし、この疾患ではBCG接種後にBCG感染症(播種性BCG感染症やBCG骨髄炎・関節炎など)に罹患したことから診断に至ることがほとんどであり、BCG接種以前にこの疾患を疑うことは困難であることが多い。家族歴や他の細胞内寄生菌感染症の既往などからこの疾患が疑われる場合には、BCG接種以前に免疫学的精査を行うことが必須である。他のワクチン接種に制限はなく、通常どおりに接種する。

> **参考文献**

1) Norouzi S, Aghamohammadi A, Mamishi S, et al. Bacillus Calmette-Guerin（BCG）complications associated with primary immunodeficiency diseases. J Infect. 2012；64：543-54.（エビデンスレベルⅤ）
2) Hoshina T, Takada H, Sasaki-Mihara Y, et al. Clinical and host genetic characteristics of Mendelian susceptibility to mycobacterial diseases in Japan. J Clin Immunol. 2011；31：309-14.（エビデンスレベルⅤ）

CQ13-16：慢性皮膚粘膜カンジダ症患者への予防接種
ステートメント
予防接種による副反応の報告が乏しく、患者の感染症予防のためにも予防接種は積極的に行う
　生ワクチン：　　推奨グレードC1
　不活化ワクチン：推奨グレードC1

> **背景・目的**

　皮膚、爪、口腔粘膜のカンジダ感染が持続する原発性免疫不全症候群である。この疾患の責任遺伝子として*STAT1*、*IL17RA*、*IL17F*などが明らかになっているが、解明されていないものもあり、常染色体劣性遺伝形式、常染色体優性遺伝形式、X連鎖劣性遺伝形式のものとがある。このうちAIRE遺伝子異常によるものは自己免疫性多腺性内分泌疾患I型（APECED）を呈するが、通常、原発性免疫不全症候群の免疫調節障害に分類されている。
　慢性皮膚粘膜カンジダ症は、通常、皮膚や爪、口腔粘膜のカンジダ感染のみであり、無菌的な組織への感染を起こすことはなく、他の病原体には易感染性を呈さない。

> **解　説**

　慢性皮膚粘膜カンジダ症患者で限局的なBCG感染症が1例のみ報告されているが[1]、播種性BCG感染症の報告はない。実際、多くの慢性皮膚粘膜カンジダ症患者は、診断される以前にBCGや他のワクチン接種を受けていることを考慮すれば、慢性皮膚粘膜症でBCG感染症が起こりやすいとは言えない。皮膚、爪、口腔粘膜などに限局する慢性皮膚粘膜カンジダ症では、他の生ワクチン接種による感染症の報告もなく、予防接種は生ワクチンも含めて行ってよいものと判断される。

> **参考文献**

1) Lee WI, Liang FC, Huang JL, et al. Immunologic analysis of HIV-uninfected Taiwanese children with BCG-induced disease. J Clin Immunol. 2009；29：319-29.（エビデンスレベルⅤ）

CQ13-17：自己炎症性疾患患者への予防接種
ステートメント
生物学的製剤などによる治療がなされていない場合には、予防接種は可能である。予防接種を契機として発熱発作が誘発される可能性があるので、専門家と相談し方針を立てる
　生ワクチン：　　推奨グレードC1（生物学的製剤なし）、推奨グレードC2（生物学的製剤使用）
　不活化ワクチン：推奨グレードC1

> **背景・目的／解説**

遺伝性自己炎症性疾患には、以下の疾患などが含まれる。

1. 家族性地中海熱
2. TNF受容体関連周期熱症候群（TNF receptor-associated periodic syndrome, TRAPS）
3. Cryopyrin associated periodic syndrome（CAPS）
   1) CINCA（chronic infantile neurological cutaneous and articular）症候群／NOMID Neonatal onset multisystem inflammatory disease）
   2) Muckle-Wells syndrome（MWS）
   3) Familial cold autoinflammatory syndrome（FCAS）
4. 高IgD症候群

家族性自己炎症性疾患自体には易感染性はなく、予防接種の制限となるものはない。発熱間欠期に計画的に接種を行っていく必要がある。ただし、予防接種を契機として発熱発作が誘発される可能性があるので、専門家と相談した上で方針を立てる必要がある[1]。

TRAPSやCAPSでは、生物学的製剤が用いられることがあり、免疫抑制状態であることから、その場合には生ワクチンの接種は禁忌である。

BCGは接種後数か月間生菌が残存する。BCG接種後の生物学的製剤の導入は、BCG接種後十分な期間をあける必要があると考えらえるが、現時点ではこれに関する具体的なデータはない[2,3]。

家族性自己炎症性疾患ではないが、PFAPA（periodic fever aphthous stomatitis pharyngitis, and adenitis）もワクチン接種での制限はない。

> **参考文献**

1) van der Hilst JC, Frenkel J. Hyperimmunoglobulin D syndrome in childhood. Curr Rheumatol Rep. 2010；12：101-7.（エビデンスレベルⅤ）
2) Toussirot E, Wendling D. Bacillus calmette-guérin vaccination in a patient treated with infliximab. J Rheumatol. 2005；32：2500-1.（エビデンスレベルⅤ）
3) Heller MM, Wu JJ, Murase JE. Fatal case of disseminated BCG infection after vaccination of an infant with in utero exposure to infliximab. J Am Acad Dermatol. 2011；65：870.（エビデンスレベルⅤ）

CQ13-18：補体欠損症患者への予防接種

ステートメント

ステロイドや免疫抑制薬が使用されていなければ、すべての予防接種を行ってよい
　生ワクチン：　　　推奨グレードC1
　不活化ワクチン：推奨グレードC1

> **背景・目的／解説**

予防接種は行ってよく、ワクチン接種での制限はない[1]。特に、前期反応成分（C3やC5など）の欠損症では肺炎球菌やインフルエンザ菌などの感染症を起こしやすいため、積極的にこれらのワクチンを接種するべきであるが、国内では前期反応成分の欠損症は極めて稀である。髄膜炎菌ワクチンは2014年7月に承認され、今後は任意接種として導入予定。疾患によってはステロイドや免疫抑制薬を内服する場合があり、その場合にはステロイド内服時の予防接種基準に準じて接種の可否

を判断する。

参考文献

1) Centers for Disease Control and Prevention (CDC). Update on vaccine-derived polioviruses--worldwide, July 2009-March 2011. MMWR Morb Mortal Wkly Rep. 2011;60:846-50.(エビデンスレベルⅠ)

3-2 小児血液悪性腫瘍患者への予防接種

No	クリニカルクエスチョン	ステートメント	推奨グレード	ページ
CQ14	小児血液悪性腫瘍患者の化学療法終了後に免疫能回復に要する期間はどの程度か	化学療法終了後は一過性に免疫能低下を認めるが、液性免疫は終了後6か月までに回復を認める。細胞性免疫の回復は主に6か月以降に認められ、特にCD4$^+$T細胞数の減少は長期間にわたることがある	B	61
CQ15	小児血液悪性腫瘍患者の化学療法終了後に特異的抗体価はどの程度残存しているか	化学療法後は液性免疫、細胞性免疫が回復したにもかかわらず、種々の程度に特異的抗体価の低下を認めることがあるため、既往歴、ワクチン接種歴の有無にかかわらず血清抗体価を測定すべきである	B	64
CQ16	化学療法中あるいは後にワクチン接種を実施した場合の有効性、安全性はどうか	化学療法中あるいは後のワクチン接種により、特異的抗体上昇を期待できる。ワクチンの種類、宿主の状態により、健常児に接種した場合に比して陽転率が低い場合がある。適切な時期の接種においては、副反応は問題となっていない	B	66
CQ17	適切なワクチン接種時期はいつか	不活化ワクチンは治療終了後3〜6か月、生ワクチンは治療終了後6か月以降での接種を行う。当該疾患の流行状況により、早期に接種が必要と判断される場合は、不活化ワクチンの場合、維持化学療法中から考慮する	B	68

CQ14：小児血液悪性腫瘍患者の化学療法終了後に免疫能回復に要する期間はどの程度か

ステートメント

化学療法終了後は一過性に免疫能低下を認めるが、液性免疫は終了後6か月までに回復を認める。細胞性免疫の回復は主に6か月以降に認められ、特にCD4$^+$T細胞数の減少は長期間にわたることがある（推奨グレードB）

背景・目的

　近年、造血細胞移植を含めた集学的治療の進歩により、小児血液悪性腫瘍疾患の生命予後は改善したが、それに伴い長期生存者のQOL向上が新たな重要な課題となってきている。予防接種は、患児が社会生活に復帰する過程において重要な位置を占めており、治療終了後は可能な限り早期に

実施することが望ましいと考えられる。しかしながら、血液悪性腫瘍疾患では治療後も一定期間、原疾患および治療に関連した免疫不全を認めることが多く[1〜3]、予防接種による有害事象発現の可能性および感染防御免疫獲得能を考慮した上で接種時期を決定する必要がある。予防接種基準については、本邦において確立されたものはなく、各施設の判断に委ねられているのが現状である。

「予防接種ガイドライン」（公益財団法人予防接種リサーチセンター発行）に記載されている血液悪性腫瘍の患者に対する接種基準の項目をまとめると以下のようになる[a]。「悪性腫瘍の患者」には、原則として、完全寛解期に入って、細胞性免疫能が回復した時点で接種する。「骨髄移植患者」には、基礎疾患が疾病として安定期にあり、抗体産生能に異常が考えられないことを基本条件として接種する。このガイドラインでは、評価すべき免疫能の具体的項目、判断基準などの詳細は記述されていない。

予防接種基準を定めるためには、まず治療終了後の患児における免疫能回復過程を把握することが必要であり、文献的に検証を行った。

解　説

小児がん発症時には、多くの場合には免疫能は正常であり、血清免疫グロブリン濃度やワクチン抗原に対する特異的抗体も正常範囲内である[4〜6]。一部の白血病、悪性リンパ腫、肉腫などではリンパ球減少を認めることもある。いずれにせよ、化学療法開始とともに免疫能は急激に低下する。治療薬は液性および細胞性免疫を低下させ、その程度は投与量、期間に関係している[7]。化学療法後の免疫学的回復は、種々の因子により影響を受けると考えられる。年齢、原疾患、化学療法に使用された薬剤の種類、投与量、組み合わせなどが関与する因子として挙げられる。臨床的な免疫能パラメータとして、液性免疫評価には血清IgG値、細胞性免疫評価にはCD4$^+$T細胞数、CD4/CD8比、PHAなどの刺激によるリンパ球幼若化検査などが一般に実施されている。

抗がん化学療法終了後の免疫回復に関する報告は1970年代より行われている。しかしながら治療強度、期間などが年代によりかなり異なることから、今回は1985年以降の文献を対象として検索した。

液性免疫評価の代表である血清IgG濃度は化学療法中にしばしば低下するが、治療終了後6〜9か月までにほぼすべての症例において正常化することが報告されている[1,8,9]。

細胞性免疫評価としては、末梢血リンパ球数は一般的に治療終了後3か月以内に回復する[10]。リンパ球サブセット別解析では、NK細胞が最も速い回復を見せ、治療終了後1か月以内に正常化する[10]。次いでB細胞が回復し、一般的に1〜3か月以内に正常化する[10〜12]。T細胞サブセット別解析では、CD8$^+$T細胞数は、治療終了後3〜6か月以内に正常化する[11]。CD4$^+$T細胞数およびCD4/CD8比の回復はより遅延すると報告されている。平均12〜18か月時点では、CD4$^+$T細胞数は約90％が正常化するが、CD4/CD8比逆転は20〜40％に残存している[8〜10]。なお、治療終了後6か月時点でのCD4$^+$T細胞数と患者年齢は逆相関するとの報告がある[13]。PHA刺激によるリンパ球幼若化反応は、治療終了後6〜9か月までにはほぼ100％が正常化するとされている[8,14]。

検索方法

参考文献は、PubMed（キーワード：vaccine, vaccination, immunization, cancer, leukemia, children, chemotherapy）で1985年1月から2013年5月までの期間で検索した。さらにハンドサーチで重要な文献を検索して加えた。

> 参考にした二次資料

a）予防接種ガイドライン等検討委員会：予防接種ガイドライン（2012年度版）．2012：80-82．

> 参考文献

1) Alanko S, Pelliniemi TT, Salmi TT. Recovery of blood B-lymphocytes and serum immunoglobulins after chemotherapy for childhood acute lymphoblastic leukemia. Cancer. 1992；69：1481-86.（エビデンスレベルⅣb）
2) Alanko S, Salmi TT, Pelliniemi TT. Recovery of blood T-cell subsets after chemotherapy for childhood acute lymphoblastic leukemia. Pediatr Hematol Oncol . 1994；11：281-92.（エビデンスレベルⅣb）
3) Nilsson A, De Milito A, Engström P, et al. Current chemotherapy protocols for childhood acute lymphoblastic leukemia induce loss of humoral immunity to viral vaccination antigens. Pediatrics. 2002；109：e91.（エビデンスレベルⅣb）
4) Zignol M, Peracchi M, Tridello G, et al. Assessment of humoral immunity to poliomyelitis, tetanus, hepatitis B, measles, rubella, and mumps in children after chemotherapy. Cancer. 2004；101：635-41.（エビデンスレベルⅣb）
5) Ercan TE, Soycan LY, Apak H, et al. Antibody titers and immune response to diphtheria-tetanus-pertussis and measles-mumps-rubella vaccination in children treated for acute lymphoblastic leukemia. J Pediatr Hematol Oncol. 2005；27：273-7.（エビデンスレベルⅣb）
6) Reinhardt D, Houliarak, Pekrun A, et al. Impact of conventional chemotherapy on levels of antibodies against vaccine preventable disease in children treated for cancer. Scand J Infect Dis. 2003；35：851-7.（エビデンスレベルⅣb）
7) Mackall CL. T-cell immunodeficiency following cytotoxic antineoplastic therapy：a review. Stem Cells. 2000；18：10-8.（エビデンスレベルⅣb）
8) 菅　秀．血液疾患と予防接種．小児感染免疫．2007；19：413-9.（エビデンスレベルⅣb）
9) Mustafa MM, Buchanan GR, Winick NJ, et al. Immune recovery in children with malignancy after cessation of chemotherapy. J Pediatr Hematol Oncol. 1998；20：451-7.（エビデンスレベルⅣb）
10) Mackall CL, Fleisher TA, Brown MR, et al. Distinctions between CD8＋ and CD4＋ T-cell regenerative pathways result in prolonged T-cell subset imbalance after intensive chemotherapy. Blood. 1997；89：3700-7.（エビデンスレベルⅣb）
11) Small TN, Keever CA, Weiner-Fedus S. B cell differentiation following autologous, conventional or T cell depleted bone marrow transplantation：a recapitulation of normal B cell ontogeny. Blood. 1990；76：1647-56.（エビデンスレベルⅣb）
12) Storek J, Saxon A. Reconstitution of B cell immunity following bone marrow transplantation. Bone Marrow Transplant. 1992；9：395-408.（エビデンスレベルⅣb）
13) Mackall CL, Fleisher TA, Brown MR, et al. Age, thymopoiesis, and CD4＋ T lymphocyte regeneration after intensive chemotherapy. N Engl J Med. 1995；332：143-9.（エビデンスレベルⅣb）
14) Ek T, Mellander L, Andersson B, et al. Immune reconstitution after childhood acute lymphoblastic leukemia is most severely affected in the high risk group. Pediatr Blood Cancer. 2005；44：461-8.（エビデンスレベルⅣb）

CQ15：小児血液悪性腫瘍患者の化学療法終了後に特異的抗体価はどの程度残存しているか

ステートメント
化学療法後は液性免疫、細胞性免疫が回復したにもかかわらず、種々の程度に特異的抗体価の低下を認めることがあるため、既往歴、ワクチン接種歴の有無にかかわらず血清抗体価を測定すべきである（推奨グレードB）

背景・目的
強力な抗がん化学療法により、小児血液悪性腫瘍の予後は著明に改善してきた。治療による免疫系の障害により、以前にワクチンにより獲得された感染予防レベルの抗体価を失う可能性がある。血液悪性腫瘍患児の治療終了後の病原体特異的抗体価に関して文献に基づいて検討を行った。

解説
化学療法前に予防接種もしくは感染によって獲得された種々の病原体特異的抗体価は、化学療法により減衰あるいは消失することがある。本邦の小児急性リンパ性白血病53例の検討では、化学療法後平均9か月時点での抗体陽性率は、麻疹42％、風疹44％、ムンプス44％、水痘68％であった[1]。海外の血液悪性腫瘍症例の化学療法後では、抗体陽性率が麻疹29〜77％、風疹64〜76％、ムンプス29〜79％、百日咳27〜77％、ジフテリア17〜88％、破傷風20〜100％、ポリオ11〜100％、インフルエンザ菌b型（Hib）87％であった[2〜8]。抗体陽性率のばらつきは、抗体測定時期、原疾患、年齢、化学療法レジメンなどの多様性に起因すると思われるが、いずれの報告においても各種抗体価の低下を示す結果となっている。患者年齢が若く、特に初回予防接種スケジュールを中断してしまった場合には、特異的免疫が感染防御レベル以下に低下している可能性が大きいとの報告もある[9]。

小児がん患児は、Hibおよび肺炎球菌によるinvasive infectionのハイリスク群である[10,11]。その他のワクチン予防可能疾患については、化学療法後の患児における罹患状況を明確に示した疫学データは存在しない。また、抗体減衰が一過性の現象か否かについても、十分には検証されていない。

血液悪性腫瘍疾患の診断以前に予防接種スケジュールを開始していた場合、終了していた場合においては対応が難しいと思われる。理論的には、種々のワクチンを新たに追加接種すべきかどうかを決定する最良の方法は、残存している免疫能を検査することであろう。残存免疫能評価後に、本来の予防接種スケジュールに従って接種を行うのか、単にブースター接種のみを行うのか、あるいは全く接種を行わないのか、いずれかを選択することが望ましい。しかしながら、すべてのワクチン抗原に対する抗体価を測定することは、必ずしも可能ではない。また、ある場合では、抗体価と感染予防との相関が明確でない。さらに、低抗体価が必ずしも感染防御能の喪失を示しているとは言えない[2〜5,7,8,12〜14]。

臨床現場では、当該感染症に対する疫学状況、集団免疫の程度も考慮した上でワクチン接種の必要性を総合的に判断する必要があろう。本邦の現状では、化学療法終了後には、接種歴の有無にかかわらず血清抗体価を測定し、感染予防レベルを下回る抗体価を示した場合はプライミングあるいはブースター効果を目的にワクチン接種を考慮すべきであると考える。特異的抗体価測定時期は、少なくとも液性免疫能の回復を確認した後が適切であろう。

検索方法

参考文献は，PubMed(キーワード：vaccine, vaccination, immunization, cancer, leukemia, children, chemotherapy)で1985年1月から2013年5月までの期間で検索した。さらにハンドサーチで重要な文献を検索して加えた。

参考文献

1) 菅　秀．血液疾患と予防接種．小児感染免疫．2007；19：413-9.（エビデンスレベルⅣ）
2) Nilsson A, De Milito A, Engström P, et al. Current chemotherapy protocols for childhood acute lymphoblastic leukemia induce loss of humoral immunity to viral vaccination antigens. Pediatrics. 2002；109：e91-6.（エビデンスレベルⅣb）
3) Mustafa MM, Buchanan GR, Winick NJ, et al. Immune recovery in children with malignancy after cessation of chemotherapy. J Pediatr Hematol Oncol. 1998；20：451-7.（エビデンスレベルⅣb）
4) Zignol M, Peracchi M, Tridello G, et al. Assessment of humoral immunity to poliomyelitis, tetanus, hepatitis B, measles, rubella, and mumps in children after chemotherapy. Cancer. 2004；101：635-41.（エビデンスレベルⅣb）
5) Ercan TE, Soycan LY, Apak H, et al. Antibody titers and immune response to diphtheria-tetanus-pertussis and measles-mumps-rubella vaccination in children treated for acute lymphoblastic leukemia. J Pediatr Hematol Oncol. 2005；27：273-7.（エビデンスレベルⅣb）
6) Ek T, Mellander L, Andersson B, et al. Immune reconstitution after childhood acute lymphoblastic leukemia is most severely affected in the high risk group. Pediatr Blood Cancer. 2005；44：461-8.（エビデンスレベルⅣb）
7) Brodtman DH, Rosenthal DW, Redner A, et al. Immunodeficiency in children with acute lymphoblastic leukemia after completion of modern aggressive chemotherapeutic regimens. J Pediatr. 2005；146：654-61.（エビデンスレベルⅣb）
8) Feldman S, Andrew M, Norris M, et al. Decline in rates of seropositivity for measles, mumps, and rubella antibodies among previously immunized children treated for acute leukemia. Clin Infect Dis. 1998；27：388-90.（エビデンスレベルⅣb）
9) Haining WN, Neuberg DS, Keczkemethy HL. Antigen-specific T-cell memory is preserved in children treated for acute lymphoblastic leukemia. Blood. 2005；5：1749-54.（エビデンスレベルⅣb）
10) Rolston KV. The spectrum of pulmonary infections in cancer patients. Curr Opin Oncol. 2001；13：218-23.（エビデンスレベルⅣb）
11) Lee AC, Lam SY. Life threating acute epiglottitis in acute leukemia. Leuk Lymphoma. 2002；43：665-7.（エビデンスレベルⅣb）
12) Torben EK, Mellander L, Andersson B, et al. Immune reconstitution after childhood lymphoblastic leukemia is most severely affected in high risk group. Pediatric Blood Cancer. 2005；44：461-8.（エビデンスレベルⅣb）
13) Kosmidis S, Baka M, Bouhoutsou D, et al. Longitudinal assessment of immunological status and rate of immune recovery following treatment in children with ALL. Pediatr Blood Cancer. 2008；50：528-31.（エビデンスレベルⅣb）
14) Patel SR, Ortín M, Cohen BJ, et al. Revaccination of children after completion of standard chemotherapy for acute leukemia. Clin Infect Dis. 2007；44：635-42.（エビデンスレベルⅣb）

CQ16：化学療法中あるいは後にワクチン接種を実施した場合の有効性、安全性はどうか

ステートメント

化学療法中あるいは後のワクチン接種により、特異的抗体上昇を期待できる（推奨グレードB）

ワクチンの種類、宿主の状態により、健常児に接種した場合に比して陽転率が低い場合がある（推奨グレードB）

適切な時期の接種においては、副反応は問題となっていない（推奨グレードB）

背景・目的

抗がん化学療法後には免疫能は回復を見せるが、免疫不全の程度によりワクチン接種に対する反応不良が予想される。また、生ワクチンに関しては、重大な副反応発生の可能性が存在する。ワクチン接種の有効性、安全性に関して文献に基づいて検討を行った。

解説

化学療法終了後のワクチン接種に関しては、多数の報告がなされている。以下に各種ワクチン接種後の抗体陽転率を示す。

- 麻しんワクチン：化学療法後3か月以降で70％、3～6か月で73％、6か月以降で85～94％、1年以降で80％、2年以降で57％[1〜5]。
- ムンプスワクチン：化学療法後3～6か月で73％、6か月以降で67％、1年以降で100％[2〜4]。
- 風しんワクチン：化学療法後6か月以降で88％、1年以降で100％、2年以降で72％[1〜3]。
- 水痘ワクチン：化学療法後1～12か月で88％、3～18か月で95％[6,7]。
- ジフテリアトキソイド：維持化学療法中で100％、化学療法後3～6か月で100％、3か月以降で85％[4,5]。
- 百日せきワクチン：維持化学療法中で57％、化学療法後3～6か月で66％[4]。
- 破傷風トキソイド：維持化学療法中、化学療法後3～6か月で100％[3〜5]。
- 不活化ポリオワクチン：化学療法後6か月以降で85％、1年以降で100％[3,5]。
- Hibワクチン：化学療法後3か月以降で90％、6か月以降で93％[5]。
- A型肝炎ワクチン：化学療法中で89％[8]。
- B型肝炎ワクチン：化学療法中で70～75％、化学療法後1年以降で91％[3,8,9]。

インフルエンザワクチンの有効性については、抗体価および罹患率での評価がなされた報告がある。化学療法中から終了後6か月において接種を行った場合には、25～90％の抗体陽性率、33～84％の抗体上昇率（HI法で4倍以上の上昇を示した割合）を示した[10〜13]。化学療法後6か月未満、および6～24か月において接種を行った場合には、入院に至った症例の罹患率低下から計算される有効率は、86％、75％であった[14]。

これらのデータより、生ワクチンおよび不活化ワクチン接種により、特異的免疫の獲得は期待できると考えるが、健常児に比べ抗体陽転率が低い場合もあり注意が必要である。

副反応に関しては、特に生ワクチン接種によるリスクが懸念されるが、適切な時期の接種においては重篤有害事象の報告はなかった。しかしながら、他の免疫抑制状態の児と同様に、経口生ポリオワクチン（oral polio vaccine, OPV）接種は避けることが望ましい。ロタウイルスワクチン接種に関しても、現時点では接種報告がない。

3-2 小児血液悪性腫瘍患者への予防接種

検索方法

参考文献は，PubMed(キーワード：vaccine, vaccination, immunization, cancer, leukemia, children, chemotherapy)で1985年1月から2013年5月までの期間で検索した。さらにハンドサーチで重要な文献を検索して加えた。

参考文献

1) Nilsson A, De Milito A, Engström P, et al. Current chemotherapy protocols for childhood acute lymphoblastic leukemia induce loss of humoral immunity to viral vaccination antigens. Pediatrics. 2002；109：e91-6.（エビデンスレベルⅣb）
2) 菅　秀．血液疾患と予防接種．小児感染免疫．2007；19：413-9.（エビデンスレベルⅣb）
3) Zignol M, Peracchi M, Tridello G, et al. Assessment of humoral immunity to poliomyelitis, tetanus, hepatitis B, measles, rubella, and mumps in children after chemotherapy. Cancer. 2004；101：635-41.（エビデンスレベルⅣb）
4) Ercan TE, Soycan LY, Apak H, et al. Antibody titers and immune response to diphtheria-tetanus-pertussis and measles-mumps-rubella vaccination in children treated for acute lymphoblastic leukemia. J Pediatr Hematol Oncol. 2005；27：273-7.（エビデンスレベルⅣb）
5) Zengin E, Sarper N. Humoral immunity to diphtheria, tetanus, measles, and hemophilus influenzae type b in children with acute lymphoblastic leukemia and response to re-vaccination. Pediatr Blood Cancer. 2009；53：967-72.（エビデンスレベルⅣb）
6) Ecevit Z, Büyükpamukçu M, Kanra G, et al. Oka strain live varicella vaccine in children with cancer. Pediatr Infect Dis J. 1996；15：169-70.（エビデンスレベルⅣb）
7) Gershon AA, Steinberg SP. Persistence of immunity to varicella in children with leukemia immunized with live attenuated varicella vaccine. N Engl J Med. 1989；320：892-7.（エビデンスレベルⅣb）
8) Köksal Y, Varan A, Aydin GB, et al. Comparison of accelerated and rapid schedules for monovalent hepatitis B and combined hepatitis A/B vaccines in children with cancer. Pediatr Hematol Oncol. 2007；24：587-94.（エビデンスレベルⅣb）
9) Meral A, Sevinir B, Günay U. Efficacy of immunization against hepatitis B virus infection in children with cancer. Med Pediatr Oncol. 2000；35：47-51.（エビデンスレベルⅣb）
10) Chisholm JC, Devine T, Charlett A, et al. Response to influenza immunisation during treatment for cancer. Arch Dis Child. 2001；84：496-500.（エビデンスレベルⅣb）
11) Matsuzaki A, Suminoe A, Koga Y, et al. Immune response after influenza vaccination in children with cancer. Pediatr Blood Cancer. 2005；45：831-7.（エビデンスレベルⅣb）
12) Chisholm J, Howe K, Taj M, et al. Influenza immunisation in children with solid tumours. Eur J Cancer. 2005；41：2280-7.（エビデンスレベルⅣb）
13) Bektas O, Karadeniz C, Oguz A, et al. Assessment of the immune response to trivalent split influenza vaccine in children with solid tumors. Pediatr Blood Cancer. 2007；49：914-7.（エビデンスレベルⅣb）
14) Esposito S, Cecinati V, Scicchitano B, et al. Impact of influenza-like illness and effectiveness of influenza vaccination in oncohematological children who have completed cancer therapy. Vaccine. 2010；28：1558-65.（エビデンスレベルⅣb）

CQ17：適切なワクチン接種時期はいつか

ステートメント

不活化ワクチンは治療終了後3～6か月、生ワクチンは治療終了後6か月以降での接種を行う（推奨グレードB）

当該疾患の流行状況により、早期に接種が必要と判断される場合は、不活化ワクチンの場合、維持化学療法中から考慮する（推奨グレードB）

解説

　化学療法の影響を受けた免疫抑制状態下では、生ワクチンによる重篤有害事象、生および不活化ワクチンに対する免疫応答が不十分に終わる可能性が存在する。各種ガイドラインでの共通する一般的な予防接種時期の種類は、以下のように要約できる。生ワクチンは免疫抑制状態の存在下、すなわち治療中あるいは治療終了後6か月以内では接種を避ける。不活化ワクチンでも、治療終了後3～6か月以前の接種を行わない。ただし、濃厚接触の場合（例えばHBV）や当該感染症の疫学状況に応じて治療中においても接種を考慮する[a～c]。

　CQ14の解説で記述したように、液性免疫能は治療終了後6～9か月で回復してくるが、細胞性免疫回復はさらに遅延する。また、CQ16の解説で記述したように、生ワクチンは治療終了後3～6か月、不活化ワクチンは維持化学療法中ないし治療終了後3～6か月での接種報告が多い。これらのエビデンスを総合して考慮すると、不活化ワクチンは治療終了後3～6か月、生ワクチンは治療終了後6か月以降での接種を推奨する。ただし、インフルエンザなど当該疾患の流行状況に鑑みて、より早期の接種を考慮してもよい[1]。

　治療終了後の再接種に関しては、これまでにいくつかの戦略が提案されている。①初回接種から、すべて再接種を行う、②残存免疫に関わらず、すべての患児にブースター接種を行う、③種々の特異抗体測定を実施した後に感染防御レベル以下の場合のみ再接種を行う、④特異抗体検査を実施せず、年齢に従った接種スケジュールでキャッチアップ接種を行う、などである[3, 4, b, c]。それぞれの戦略に対しては、費用対効果、リスク対ベネフィットの評価、当該感染症の地域での疫学状況、臨床的重症度などに関して十分に検討した上で、個々に判断すべきであろう[1]。

　現在の日本の状況においては、ワクチン接種前には、一般的な液性および細胞性免疫能および病原体特異的抗体価の評価を行うことが望ましいと考える。患者年齢が若く、特に初回予防接種スケジュールを中断してしまった場合は特異的血清抗体価が感染防御レベル以下に低下している可能性が大きいため注意が必要である[2]。

　ワクチン接種後の抗体価上昇を確認し、免疫応答が不良の場合は、さらに追加接種を考慮してもよいが、そのような場合の有効性に関するエビデンスの集積は現時点では得られていない。

検索方法

参考文献は、PubMed（キーワード：vaccine, vaccination, immunization, cancer, leukemia, children, chemotherapy）で1985年1月から2013年5月までの期間で検索した。さらにハンドサーチで重要な文献を検索して加えた。

参考にした二次資料

a) JPLSG（日本小児白血病リンパ腫研究グループ）長期フォローアップ委員会：小児がん患者（長期フォローアップ対象の小児がん経験者を含む）に対するワクチン接種。http://www.jplsg.jp/index.htm

b）American Academy of Pediatrics. Immunization in special clinical circumstances. Red Book：2012 Report of the Committee on Infectious Diseases. 29th ed. 2012：74-81.
c）Royal College of Paediatrics and Child Health Immunisation of the immunocompromised child. Best Practice Statement London：RCPCH, 2002. www.rcpch.ac.UK.

参考文献

1）Fioredda F, Cavillo M, Banov L, et al. Immunization after the elective end of antineoplastic chemotherapy in children. Pediatr Blood Cancer. 2009；52：165-68.（エビデンスレベルⅣb）
2）Haining WN, Neuberg DS, Keczkemethy HL. Antigen-specific T-cell memory is preserved in children treated for acute lymphoblastic leukemia. Blood. 2005；5：1749-54.（エビデンスレベルⅣb）
3）Patel SR, Ortín M, Cohen BJ, et al. Revaccination of children after completion of standard chemotherapy for acute leukemia. Clin Infect Dis. 2007；44：635-42.（エビデンスレベルⅣb）
4）Fioredda F, Plebani A, Hanau G. Re-immunisation schedule in leukemic children after intensive chemotherapy：A possible strategy. Eur J Haematol. 2005；74：20-3.（エビデンスレベルⅣb）

3-3 小児慢性腎臓病患者への予防接種

No	クリニカルクエスチョン	ステートメント	推奨グレード	ページ
CQ18	小児慢性腎臓病（CKD）患児に予防接種は必要か	感染症の罹患により基礎疾患の重症化が懸念されるため積極的に予防接種を行うことを推奨する	C1	70
CQ19	ステロイドまたは免疫抑制薬内服中のCKD患児に対する不活化ワクチンは有用か	不活化ワクチンはステロイドや免疫抑制薬の内服中であっても接種することが望ましい。ただし、症状の増悪期、高用量のステロイド（プレドニゾロン換算、2mg/kg/日または20mg/日以上）内服時は接種しない	C1	72
CQ20	ステロイドや免疫抑制薬内服中のCKD患児に対し生ワクチン接種は有用か	ステロイドまたは免疫抑制薬の使用中は、原則として生ワクチンは接種しない。ただし患児の状態、流行の状況により接種の是非について個別に判断する	C2	74
CQ21	CKD患者の家族内で、ワクチン対応疾患の罹患歴やワクチン接種歴がない者に接種は必要か	家族または家族同様の濃厚接触をする者で、ワクチン対応疾患の罹患歴やワクチン接種歴がない者には予防接種を行うことを推奨する	C1	75

CQ18：小児慢性腎臓病（CKD）患児に予防接種は必要か

ステートメント

感染症の罹患により基礎疾患の重症化が懸念されるため積極的に予防接種を行うことを推奨する（推奨グレードC1）

背景・目的

慢性腎臓病（chronic kidney disease, CKD）は、種々の要因により腎障害が長期にわたって持続する病態であり、小児CKDの原因として先天性腎尿路異常（congenital anomalies of kidney and urinary tract, CAKUT）をはじめとする腎実質障害の占める割合が高い。このようなCAKUTや先天性ネフローゼ症候群など、乳幼児期から腎代替療法が必要となるCKD乳幼児や、ステージの進行したCKD患児は一般に低栄養状態や尿毒症症状に起因する低免疫状態と考えられる。このような患児は、ステロイドや免疫抑制薬による治療中のCKD患児とともに、感染症罹患時には重症化しやすく、時に死亡原因ともなり得る[1〜4, a]。したがって、CKD患児における感染症予防は重要な管理目標と言える。しかしながら、わが国の法律では、CKD患児は予防接種の「要注意者」とされ、接種の是非については主治医の判断に委ねられている。低免疫状態にあるCKD患児に対する予防接種の問題点は、ワクチン接種後の抗体獲得率や獲得抗体価が健常児に比べ低いことや、抗体獲得後の維持期間が短い可能性があることである。また、特に生ワクチンの接種に当たっては、弱毒化ウ

イルスの賦活化により感染症を惹起する可能性があり、わが国では免疫抑制薬内服下にある患児に対する生ワクチンの接種は禁忌とされている。このようなことから、高度の免疫抑制下あるいは低免疫状態にあるCKD患児に対するワクチン接種は控えられる場合が多く、本来このような易感染性の患児に積極的に行うべき予防接種の接種率の低下が一つの問題点とも言える[5, 6]。ここでは、このような低免疫状態にあるCKD患児に対する予防接種の是非について文献的な考察とともに検討を行った。

解説

徐々に蓄積されつつある国内外の免疫不全児に対する予防接種の報告を参考にすれば、現在わが国の法律による定期接種ワクチン（BCG、DPT、Hib、肺炎球菌、ポリオ、麻しん、日本脳炎）および任意接種ワクチンとして比較的接種率の高い水痘、ムンプス、B型肝炎ウイルス、インフルエンザについてはいずれもステロイドや免疫抑制薬を使用していないCKD患児に対して、健常小児と同様に有効かつ安全に接種可能と考えられ、積極的に接種することを推奨する[7〜9, b〜d]。

ただし、最近わが国でも接種が認可されたヒトパピローマウイルス（HPV；子宮頸がん）ワクチンおよびロタウイルスワクチンについては、海外においてもネフローゼ症候群を含む免疫不全児に対する有効性や安全性の検討は十分に行われていない。

また、このような予防接種の必要性や、接種のタイミングまたは治療と予防接種の種類による接種の可否についての情報は、患児はもとより患児家族にも伝えられていない場合が多い。また、平成25年1月に予防接種法が一部改正され、小児CKD（ネフローゼ症候群、慢性腎炎）は特例措置の対象疾患に認定されたことにより、予防接種対象年齢期間に接種ができなかった場合でも、接種不適当要因の解消後2年以内に接種した場合には定期予防接種として認められる。特に定期予防接種時期にある患児家族にはこのような特例措置の存在も含めて十分な情報を提供することが必要である。

文献検索

参考文献は、PubMed（キーワード：vaccine, vaccination, immunization, chronic kidney disease, renal failure, children）で1990年1月から2013年5月までの期間で検索した。また医学中央雑誌（キーワード：慢性腎疾患、ネフローゼ症候群、ワクチン、予防接種、小児）で2013年5月までの全期間を検索した。さらにハンドサーチで重要な文献を検索して加えた。

参考にした二次資料

a) Dalrymple LS, Go AS. Epidemiology of acute infections among patients with chronic kidney disease. Clin J Am Soc Nephrol. 2008；3：1487-93.
b) Neu AM. Immunizations in children with chronic kidney disease. Pediatr Nephrol. 2012；27：1257-63
c) KDIGO clinical practice guideline for glomerulonephritis. Chapter 3：Steroid-sensitive nephrotic syndrome in children. Kidney Int Suppl（2011）. 2012；2：163-71.
d) American Academy of Pediatrics. Immunization in special clinical circumustances. In：Pickering LK, Baker CJ, Kimberlin DW, Long SS, eds. Red Book：2012 Report of the Committee on Infectious Diseases. 29th ed. Elk Grove Village：American Academy of Pediatrics. 2012：69-109.

参考文献

1) Dalrymple LS, Katz R, Kestenbaum B, et al. The risk of infection-related hospitalization with decreased kidney function. Am J Kidney Dis. 2012；59：356-63.（エビデンスレベルⅣ）

2) Chavers BM, Solid CA, Gilbertson DT, et al. Infection-related hospitalization rates in pediatric versus adult patients with end-stage renal disease in the United States. J Am Soc Nephrol. 2007；18：952-9.（エビデンスレベルⅣ）
3) Alwadhi RK, Mathew JL, Rath B. Clinical profile of children with nephrotic syndrome not on glucorticoid therapy, but presenting with infection. J Paediatr Child Health. 2004；40：28-32.（エビデンスレベルⅣ）
4) Dowell SF, Bresee JS. Severe varicella associated with steroid use. Pediatrics. 1993；92：223-8.（エビデンスレベルⅣ）
5) Genc G, Ozkaya O, Aygun C, et al. Vaccination status of children considered for renal transplants：missed opportunities for vaccine preventable diseases. Exp Clin Transplant. 2012；10：314-8.（エビデンスレベルⅣ）
6) Prelog M, Pohl M, Ermisch B, et al. Demand for evaluation of vaccination antibody titers in children considered for renal transplantation. Pediatr Transplant. 2007；11：73-6.（エビデンスレベルⅣ）
7) Neu AM, Warady BA, Furth SL, et al. Antibody levels to diphtheria, tetanus, and rubella in infants vaccinated while on PD：a Study of the Pediatric Peritoneal Dialysis Study Consortium. Adv Perit Dial. 1997；13：297-9.（エビデンスレベルⅣ）
8) Laube GF, Berger C, Goetschel P, et al. Immunization in children with chronic renal failure. Pediatr Nephrol. 2002；17：638-42.（エビデンスレベルⅣ）
9) Furth SL, Neu AM, Sullivan EK, et al. Immunization practices in children with renal disease：a report of the North American Pediatric Renal Transplant Cooperative Study. Pediatr Nephrol. 1997；11：443-6.（エビデンスレベルⅣ）

CQ19：ステロイドまたは免疫抑制薬内服中のCKD患児に対する不活化ワクチンは有用か

ステートメント

不活化ワクチンはステロイドや免疫抑制薬の内服中であっても接種することが望ましい。ただし、症状の増悪期、高用量のステロイド（プレドニゾロン換算、2mg/kg/日または20mg/日以上）内服時は接種しない（推奨グレードC1）

背景・目的

ステロイドや免疫抑制薬内服中の不活化ワクチン接種は、内服している薬剤の種類や量によってワクチン抗体獲得に影響を及ぼす可能性がある。ここでは、こうした内服薬による免疫抑制状態のCKD患児に対する不活化ワクチンの有効性について、文献的な考察とともに検討を行った。

解説

ステロイドや免疫抑制薬使用下であっても、不活化ワクチン（DPT、Hib、肺炎球菌、ポリオ、日本脳炎、インフルエンザ、B型肝炎ウイルス）についてはいずれも有効かつ安全に接種できると考えられる。特にネフローゼ症候群患児の重要な死亡要因である肺炎球菌感染症や、ステージの進行したCKD患児など低免疫状態にある児が罹患しやすく、かつ重症化しやすいインフルエンザに対するワクチンは積極的に接種することを推奨する[1〜5, a〜d]。ただし、抗体獲得率や抗体獲得後の持続時間については、接種ワクチンの種類、内服薬の種類や用量により異なることに留意する必要がある[6]。可能であれば数年で抗体価を検査し、必要に応じて追加接種を行うことが望ましい。また、

特に症状の増悪期や、プレドニゾロン換算2mg/kg/日以上または体重10kg以上の児であれば20mg/日以上のステロイドを内服時は接種を避けるべきであり[7, a〜c]、流行状況やステロイドの減量予定を考慮し接種時期を検討する。

　肺炎球菌ワクチンについて、わが国では13価および23価ともに接種が認可されているが、アジュバント効果を有する13価ワクチンの接種対象は2か月以上6歳未満の小児であり、通常は初回3回の接種および追加接種を15か月までに完了する必要がある。一方、多糖体ワクチンである23価ワクチンの接種適応は2歳以上であることや、その効果持続期間が結合型ワクチンと比べ短く、特に高齢者を含めた低免疫状態の患者には約5年後の追加接種が必要と考えられており、患児の発症年齢によって使い分ける必要がある。さらに、23価ワクチンの接種適応はネフローゼ症候群や慢性腎不全を含む低免疫状態の患者ではあるが、現時点では脾摘後患者にのみ保険適用があることに留意が必要である。

文献検索

参考文献は，PubMed（キーワード：vaccine, vaccination, immunization, chronic kidney disease, renal failure, children）で1990年1月から2013年5月までの期間で検索した。また医学中央雑誌（キーワード：慢性腎疾患，ネフローゼ症候群，ワクチン，予防接種，小児）で2013年5月までの全期間を検索した。さらにハンドサーチで重要な文献を検索して加えた。

参考にした二次資料

a) KDIGO clinical practice guideline for glomerulonephritis. Chapter 3：Steroid-sensitive nephrotic syndrome in children. Kidney Int Suppl（2011）. 2012；2：163-71.
b) American Academy of Pediatrics. Immunization in special clinical circumustances. In：Pickering LK, Baker CJ, Kimberlin DW, Long SS, eds. Red Book：2012 Report of the Committee on Infectious Diseases. 29th ed. Elk Grove Village：American Academy of Pediatrics. 2012：69-109.
c) Centers for Disease Control and Prevention. General Recommendations on Immunization：recommendations of the Advisory Committee on Immunization Practices（ACIP）. MMWR Recomm Rep. 2011；60（RR02）：1-60.
d) Centers for Disease Control and Prevention. Prevention of Pneumococcal Disease Among Infants and Children --- Use of 13-Valent Pneumococcal Conjugate Vaccine and 23-Valent Pneumococcal Polysaccharide Vaccine：recommendations of the Advisory Committee on Immunization Practices（ACIP）. MMWR Recomm Rep. 2010；59（RR11）：1-18.

参考文献

1) Ulinski T, Leroy S, Dubrel M, et al. High serological response to pneumococcal vaccine in nephrotic children at disease onset on high-dose prednisone. Pediatr Nephrol. 2008；23：1107-13.（エビデンスレベルⅣ）
2) Aoun B, Wannous H, Azéma C, et al. Polysaccharide pneumococcal vaccination of nephrotic children at disease onset-long-term data. Pediatr Nephrol. 2010；25：1773-4.（エビデンスレベルⅣ）
3) Liakou CD, Askiti V, Mitsioni A, et al. Safety, immunogenicity and kinetics of immune response to 7-valent pneumococcal conjugate vaccine in children with idiopathic nephrotic syndrome. Vaccine. 2011；29：6834-7.（エビデンスレベルⅣ）
4) Furth SL, Neu AM, McColley SA, et al. Immune response to influenza vaccination in children with renal disease. Pediatr Nephrol. 1995；9：566-8.
5) Poyrazoğlu HM, Düşünsel R, Gündüz Z, et al. Antibody response to influenza A vaccination in

children with nephrotic syndrome. Pediatr Nephrol. 2004；19：57-60.（エビデンスレベルⅣ）
6) Neu AM, Warady BA, Furth SL, et al. Antibody levels to diphtheria, tetanus, and rubella in infants vaccinated while on PD：a Study of the Pediatric Peritoneal Dialysis Study Consortium. Adv Perit Dial. 1997；13：297-9.（エビデンスレベルⅣ）
7) Furth SL, Neu AM, Sullivan EK, et al. Immunization practices in children with renal disease：a report of the North American Pediatric Renal Transplant Cooperative Study. Pediatr Nephrol. 1997；11：443-6.（エビデンスレベルⅣ）

CQ20：ステロイドや免疫抑制薬内服中のCKD患児に対し生ワクチン接種は有用か

ステートメント
ステロイドまたは免疫抑制薬の使用中は、原則として生ワクチンは接種しない（推奨グレードC2）
ただし患児の状態、流行の状況により接種の是非について個別に判断する（推奨グレードC2）

背景・目的
　免疫不全状態の児に対する生ワクチン（BCG、麻しん、風しん、水痘、ムンプス）の接種の効果および安全性について確立したエビデンスは存在しない。一方、こうした免疫抑制状態の患児は、水痘や麻疹などの重症化が懸念される。ここでは、ステロイドや免疫抑制薬の内服治療により低免疫状態と考えられるCKD患児に対する生ワクチンの是非ならびに有効性について文献的な考察とともに検討を行った。

解説
　わが国で使用可能な免疫抑制薬の添付文書には、生ワクチンは併用禁忌である旨が明記されている。また、免疫抑制薬内服中の患児に対する生ワクチンの有効性と安全性については明確なエビデンスが存在しないことから、このような患児に対する生ワクチンは原則として接種を控えるべきである。しかし、ステロイドや免疫抑制薬による治療中の低免疫状態の患児は水痘への罹患、重症化のリスクが高いことが知られており[1]、欧米の各種ガイドラインでは、低用量ステロイドに対する水痘の予防接種に関する効果と安全性についての報告などを受けて接種を推奨している[2,3,a,b]。また、他の生ワクチンについても、感染症の流行時や、移植や透析導入の可能性がある患児など、ワクチン接種による有益性が不利益を上回ると考えられる場合には接種を考慮する。ただし、高用量ステロイド（プレドニゾロン換算、2mg/kg/日または体重が10kg以上の児であれば20mg/日以上）の内服中は接種を避けることが望ましい[a〜c]。

文献検索
参考文献は、PubMed（キーワード：vaccine, vaccination, immunization, chronic kidney disease, renal failure, children）で1990年1月から2013年5月までの期間で検索した。また医学中央雑誌（キーワード：慢性腎疾患，ネフローゼ症候群，ワクチン，予防接種，小児）で2013年5月までの全期間を検索した。さらにハンドサーチで重要な文献を検索して加えた。

参考にした二次資料

a) KDIGO clinical practice guideline for glomerulonephritis. Chapter 3：Steroid-sensitive nephrotic syndrome in children. Kidney Int Suppl（2011）. 2012；2：163-71.
b) American Academy of Pediatrics. Immunization in special clinical circumstances. In：Pickering LK, Baker CJ, Kimberlin DW, Long SS, eds. Red Book：2012 Report of the Committee on Infectious Diseases. 29th ed. Elk Grove Village：American Academy of Pediatrics. 2012：69-109.
c) Centers for Disease Control and Prevention. General Recommendations on Immunization：recommendations of the Advisory Committee on Immunization Practices（ACIP）. MMWR Recomm Rep. 2011；60（RR02）：1-60.

参考文献

1) Dowell SF, Bresee JS. Severe varicella associated with steroid use. Pediatrics. 1993；92：223-8.（エビデンスレベルⅣ）
2) Furth SL, Hogg RJ, Tarver J, et al；Southwest Pediatric Nephrology Study Group. Varicella vaccination in children with chronic renal failure. A report of the Southwest Pediatric Nephrology Study Group. Pediatr Nephrol. 2003；18：33-8.（エビデンスレベルⅣ）
3) Furth SL, Arbus GS, Hogg R, et al；Southwest Pediatric Nephrology Study Group. Varicella vaccination in children with nephrotic syndrome：a report of the Southwest Pediatric Nephrology Study Group. J Pediatr. 2003；142：145-8.（エビデンスレベルⅣ）

CQ21：CKD患者の家族内で、ワクチン対応疾患の罹患歴やワクチン接種歴がない者に接種は必要か

ステートメント

家族または家族同様の濃厚接触をする者で、ワクチン対応疾患の罹患歴やワクチン接種歴がない者には予防接種を行うことを推奨する（推奨グレードC1）

背景・目的

　小児の感染症の伝搬は、家族内で特に感染症に罹患した同胞との濃厚接触によるリスクが最も高い。免疫抑制薬やステロイド内服による免疫抑制状態下であればそのリスクはさらに増すと考えられる。ここでは、家族内を主とする濃厚接触による感染対策について文献的な考察とともに検討を行った。

解　説

　高用量ステロイドや免疫抑制薬治療を行っているCKD患児は各種感染症への罹患および重症化のリスクが高い。また、こうした患児は免疫抑制状態ゆえに十分に予防接種が行われていない場合も多い。一方、小児の感染症の伝搬は、家族内で特に感染症に罹患した同胞との濃厚接触によるリスクが最も高いことから、ステロイドや免疫抑制薬内服中の患児がいる家族内にワクチン接種歴のない者がいる場合は、可能な限り対応する疾患の予防接種を行うことが望ましい[a, b]。特に、CKD患児が重症化しやすい水痘[1〜3]や、感染力が強いインフルエンザ[4, 5]については患児家族が積極的に予防接種を行うことを推奨する。

第3章 原発性および続発性免疫不全状態

文献検索

参考文献は，PubMed(キーワード：vaccine, vaccination, immunization, chronic kidney disease, renal failure, children)で1990年1月から2013年5月までの期間で検索した。また医学中央雑誌(キーワード：慢性腎疾患，ネフローゼ症候群，ワクチン，予防接種，小児)で2013年5月までの全期間を検索した。さらにハンドサーチで重要な文献を検索して加えた。

参考にした二次資料

a) KDIGO clinical practice guideline for glomerulonephritis. Chapter 3： Steroid-sensitive nephrotic syndrome in children. Kidney Int Suppl(2011). 2012；2：163-71.
b) American Academy of Pediatrics. Immunization in special clinical circumustances. In： Pickering LK, Baker CJ, Kimberlin DW, Long SS, eds. Red Book：2012 Report of the Committee on Infectious Diseases. 29th ed. Elk Grove Village：American Academy of Pediatrics. 2012：69-109.

参考文献

1) Dowell SF, Bresee JS. Severe varicella associated with steroid use. Pediatrics. 1993；92：223-8.（エビデンスレベルⅣ）
2) Furth SL, Hogg RJ, Tarver J, et al；Southwest Pediatric Nephrology Study Group. Varicella vaccination in children with chronic renal failure. A report of the Southwest Pediatric Nephrology Study Group. Pediatr Nephrol. 2003；18：33-8.（エビデンスレベルⅣ）
3) Furth SL, Arbus GS, Hogg R, et al；Southwest Pediatric Nephrology Study Group. Varicella vaccination in children with nephrotic syndrome：a report of the Southwest Pediatric Nephrology Study Group. J Pediatr. 2003；142：145-8.（エビデンスレベルⅣ）
4) Laube GF, Berger C, Goetschel P, et al. Immunization in children with chronic renal failure. Pediatr Nephrol. 2002；17：638-42.（エビデンスレベルⅣ）
5) Furth SL, Neu AM, Sullivan EK, et al. A. Immunization practices in children with renal disease：a report of the North American Pediatric Renal Transplant Cooperative Study. Pediatr Nephrol. 1997；11：443-6.（エビデンスレベルⅣ）

3-4 小児リウマチ性疾患患者に対する予防接種

No	クリニカルクエスチョン	ステートメント	推奨グレード	ページ
CQ22	免疫抑制薬使用中のリウマチ性疾患患者に対する不活化ワクチンは有効か、安全か	不活化ワクチン接種はステロイド・免疫抑制薬・生物学的製剤使用中においても、おおよそ有効かつ安全と考えられる	B-C1	79
CQ23	ステロイド、免疫抑制薬などを使用中の汚染創受傷時には破傷風トキソイドを使用すべきか	高用量ステロイド、免疫抑制薬ないし生物学的製剤使用中の患者が汚染創を受傷した場合は抗破傷風ヒト免疫グロブリン(TIG)の投与を積極的に考慮する	C1	80
CQ24	高用量ステロイドもしくは高用量免疫抑制薬使用中の生ワクチンは有効か、安全か	高用量ステロイド・免疫抑制薬使用中の生ワクチン接種は推奨されない	C2	81
CQ25	高用量でないステロイドもしくは免疫抑制薬使用中の生ワクチンは有効か、安全か	現時点ではあくまでも倫理委員会の承認を得た上での臨床研究として考慮されるに止めるべきである	C2	82
CQ26	ステロイド、免疫抑制薬、生物学的製剤開始前に調べるべき罹患歴・抗体は何か	すべての小児リウマチ性疾患患者において治療前に水痘(罹患歴・ワクチン歴・抗体価)を調べるべきである。また、特に生物学的製剤使用前には結核、B型肝炎、C型肝炎などを調査すべきである	C1	83
CQ27	小児リウマチ性疾患患者に対する予防接種はどのような時期に行うか	すべての予防接種は基礎疾患の病勢が安定している時期に行うのが望ましい	C1	84
CQ28	小児リウマチ性疾患患者の同居家族に推奨すべきワクチンは何か	患者周囲の医療従事者、濃厚接触者、家族は不活化ワクチンによる予防接種を積極的に受けるべきである。患者の家族への生ワクチン接種後はワクチンウイルスの排泄に注意すべきである	C1	84
CQ29	抗TNF抗体投与中の患者から出生した児への生ワクチン接種は可能か	抗TNF抗体は経胎盤的に胎児に移行するため、児への生ワクチン接種は生後6か月頃まで見合わせる	C2	85

　リウマチ性疾患は根底に免疫異常があることから疾患自体が易感染性を呈する可能性がある[1]。さらに、その治療にステロイドや種々の免疫抑制薬を使用することから、医原性免疫不全状態にあると考えられる。実際に、ステロイド導入前は全身性エリテマトーデス(SLE)の死因の大部分が感染症であり、一般的な細菌と結核が多くを占めていた。抗菌薬が普及した一方で、ステロイドや免疫抑制薬使用に伴う日和見感染が増加し、現在でもなお死因の25％を占めている[1~5]。関節リウマ

チ(RA)においてもステロイド導入以前から感染症のリスクが高かった[6, 7]。小児においてもSLEや若年性特発性関節炎(JIA)も患者は肺炎球菌・インフルエンザ菌・髄膜炎菌感染のハイリスク群とされる[5, 8, 9]。このような基礎疾患自体の病態に加えて、免疫抑制中の水痘・麻疹・B型肝炎などのウイルス感染の重症化やウイルス感染時の細菌性二次感染が問題となる(資料参照)。

多くのリウマチ性疾患の原因は未だ明らかではないが、遺伝的背景の上に何らかの環境因子が関与していると考えられている[1]。この環境因子の一つが感染症であり、風疹、EBウイルス、パルボウイルスB19などと関節炎やSLEとの関連が示唆されている（文献10, 11、および資料参照）。一方で予防接種が発症の誘因になっている可能性も多く報告されてきた。ワクチンによって予防可能な疾患としては風疹が挙げられるが、風しんワクチン後の関節痛・関節炎発症率は自然感染に比較して低いことが知られている(資料参照)。

2011年に欧州リウマチ会議(EULAR)より成人および小児リウマチ性疾患における予防接種に対する推奨が出されたが[12, 13]、わが国と欧州の予防接種の現状の違いを考慮すると日本独自のガイドラインが必要となる。

免疫抑制治療中の予防接種の有効性と安全性

ステロイドや免疫抑制薬を使用中の患者に対するワクチン接種の有効性が懸念されてきた。実際のワクチンの感染症予防効果についてのエビデンスは限られており、多くの研究において有効性評価は予防接種後の十分な抗体価の上昇(antibody response)、感染防御に有効とされている予防的抗体価獲得、もしくは抗体価の幾何学的平均値(geometric mean titer, GMT)などのコントロールとの同等性の検討によって行われている。

また、予防接種の安全性に関しては、接種後に基礎疾患の増悪を起こす可能性、また生ワクチン株による感染症を引き起こす可能性の2点が重要な評価項目となっている。リウマチ性疾患の増悪は一定の確率で生じることから、ワクチン非接種の疾患コントロールとの疾患活動性変化の比較が重要である。

推奨文の作成

各CQ項目に示した検索を行い、素案を作成後、日本小児リウマチ学会運営委員を対象にパブリックコメントの募集を行い、その意見に基づいて修正を行った。最終案に対して日本小児リウマチ学会運営委員の一部を対象に10点満点法でDelphiを行った。

エビデンスレベルと推奨グレード

Medical Information Network's Distribution Service (Minds)のガイドラインに準拠した。また、各項目におけるDelphiの平均点を付記した。

参考文献

1) Dubois' lupus erythematosus 7th Eds. Wallace DJ, Hahn BH. Lippincott Williams & Wilkins, Philadelphia, PA, USA. 2007.
2) Millet A, Decaux O, Perlat A, et al. Systemic lupus erythematosus and vaccination. Eur J Intern Med. 2009；20：236-41.
3) Goldblatt F, Chambers S, Rahman A, et al：Serious infections in British patients with systemic lupus erythematosus：hospitalisations and mortality. Lupus. 2009；18：682-89.
4) Abu-Shakra M, Urowitz MB, Gladman DD, et al. Mortality studies in systemic lupus erythematosus. Results from a single center. I. Causes of death. J Rheumatol. 1995；22：1259-64.
5) Cervera R, Khamashta MA, Font J, et al：European Working Party on Systemic Lupus Erythema-

tosus: Morbidity and mortality in systemic lupus erythematosus during a 10-year period: a comparison of early and late manifestations in a cohort of 1,000 patients. Medicine (Baltimore). 2003; 82: 299-308.
6) Doran MF, Crowson CS, Pond GR. Frequency of infection in patients with rheumatoid arthritis compared with controls: a population-based study. Arthritis Rheum. 2002; 46: 2287-93.
7) Baum J. Infection in rheumatoid arthritis. Arthritis Rheum. 1971; 14: 135-7.
8) Gilliam BE, Wolff AE, Moore TL. Partial C4 deficiency in juvenile idiopathic arthritis patients. J Clin Rheumatol. 2007; 13: 256-60.
9) Vicario J L, Martinez-Laso J, Gomez-Reino JJ, et al. Both HLA class II and class III DNA polymorphisms are linked to juvenile rheumatoid arthritis susceptibility. Clin Immunol Immunopathol. 1990; 56: 22-8.
10) Colmegna I, Alberts-Grill N. Parvovirus B19: its role in chronic arthritis. Rheum Dis Clin North Am. 2009; 35: 95-110.
11) Lossius A, Johansen JN, Torkildsen Ø, et al. Epstein-Barr virus in systemic lupus erythematosus, rheumatoid arthritis and multiple sclerosis—association and causation. Viruses. 2012; 4: 3701-30.
12) Heijstek MW, Ott de Bruin LM, Bijl M, et al. EULAR recommendations for vaccination in paediatric patients with rheumatic diseases. Ann Rheum Dis. 2011; 70: 1704-12.
13) van Assen S, Agmon-Levin N, Elkayam O, et al. EULAR recommendations for vaccination in adult patients with autoimmune inflammatory rheumatic diseases. Ann Rheum Dis. 2011; 70: 414-22.

CQ22：免疫抑制薬使用中のリウマチ性疾患患者に対する不活化ワクチンは有効か、安全か

ステートメント

不活化ワクチン接種はステロイド・免疫抑制薬・生物学的製剤使用中においても、おおよそ有効かつ安全と考えられる（推奨グレードB-C1）

背景・目的

ステロイド・免疫抑制薬・生物学的製剤使用により免疫能が低下することから、不活化ワクチン接種後に十分な効果が得られないことが懸念される。また、予防接種が基礎疾患の増悪を誘発したとの報告もあり、多数例による安全性の検討が必要である。

解説

ステロイド、メトトレキサート（MTX）、TNF阻害薬あるいはIL-6阻害薬などの生物学的製剤を含めた免疫抑制薬使用中においても不活化ワクチンによる抗体価上昇は正常ないし軽度低下とされ、通常のスケジュールに従って積極的に接種する（推奨グレードB；Delphi, 9.9）。リツキシマブ使用時の不活化ワクチンは、可能であれば開始1週間前までに予防接種を実施する（推奨グレードC1；Delphi, 9.6）。季節性インフルエンザワクチンはすべての小児リウマチ性疾患患者において考慮すべきである（推奨グレードC1；Delphi, 10.0）。HPV（ヒトパピローマウイルス）ワクチンは、女性SLEがHPV感染症のハイリスクであり接種を考慮すべきであるが、健常人において複合性局所疼痛症候群・静脈血栓症・SLE発症・頭蓋内血管炎など重篤な有害事象も報告されており、接種後はこれらの発症に十分な注意を要する（推奨グレードC1；Delphi, 9.3）。A型肝炎、髄膜炎菌、チフス、

コレラなどの不活化ワクチンは、流行地域に渡航する場合は接種を推奨する（推奨グレードC1；Delphi, 9.9）（詳細は各ワクチンの資料を参照）。

検索方法
2013年1月までを対象にPubMedを（vaccine, vaccination, immunization, arthritis, autoimmune, lupus, connective tissue disease, rheumatic disease, vasculitis, influenza, pneumococcus, haemophilus, tetanus, diphtheria, pertussis, hepatitis, papilloma virus, polio, japanese encephalitis,）をキーワードとして検索し、さらにハンドサーチで検索した。

参考にした二次資料
a) Heijstek MW, Ott de Bruin LM, Bijl M, et al. EULAR recommendations for vaccination in paediatric patients with rheumatic diseases. Ann Rheum Dis. 2011；70：1704-12.
b) Kroger AT, Atkinson WL, Marcuse EK, et al. General Recommendations on Immunization Recommendations of the Advisory Committee on Immunization Practices (ACIP). MMWR Recomm Rep. 2006；55：1-48.

CQ23：ステロイド、免疫抑制薬などを使用中の汚染創受傷時には破傷風トキソイドを使用すべきか

ステートメント
高用量ステロイド、免疫抑制薬ないし生物学的製剤使用中の患者が汚染創を受傷した場合は抗破傷風ヒト免疫グロブリン（TIG）の投与を積極的に考慮する（推奨グレードC1；Delphi, 9.4）

背景・目的
高用量ステロイド、免疫抑制薬ないし生物学的製剤使用中の汚染創受傷は、それ以前に受けた破傷風ワクチン（TT/DT/DPT）の効果を低下させる可能性、受傷時の追加接種に対する反応が低下している可能性があり、健常児と同様の対処が適切か否かを検討する必要がある。

解説
高用量ステロイド・免疫抑制薬・生物学的製剤などの使用中の汚染創受傷時における破傷風トキソイド追加接種や抗破傷風ヒト免疫グロブリン（TIG）の必要性を直接検討した研究はなかった。これらの薬剤使用中のDPT/DTワクチンはおおよそ有効とされているが、抗体反応低下の報告もあることから（詳細は各ワクチンの項を参照）、汚染創を生じた場合はTIG投与を積極的に考慮するとした。

検索方法
2013年1月までを対象にPubMedを（vaccine, vaccination, immunization, arthritis, autoimmune, lupus, connective tissue disease, rheumatic disease, vasculitis, tetanus）をキーワードとして検索し、さらにハンドサーチで検索した。

参考にした二次資料
a) Heijstek MW, Ott de Bruin LM, Bijl M, et al. EULAR recommendations for vaccination in

paediatric patients with rheumatic diseases. Ann Rheum Dis. 2011；70：1704-12.
b) Kroger AT, Atkinson WL, Marcuse EK, et al. General Recommendations on Immunization Recommendations of the Advisory Committee on Immunization Practices (ACIP). MMWR Recomm Rep. 2006；55：1-48.

CQ24：高用量ステロイドもしくは高用量免疫抑制薬使用中の生ワクチンは有効か、安全か

ステートメント
高用量ステロイド・免疫抑制薬使用中の生ワクチン接種は推奨されない（推奨グレードC2；Delphi, 10.0）

背景・目的
　高用量ステロイド・免疫抑制薬使用中の生ワクチン接種は、ワクチン株による感染症発症の可能性、十分な効果が得られない可能性、ワクチンによる基礎疾患増悪の可能性が強く懸念される。

解説
　高用量ステロイドもしくは高用量免疫抑制薬使用中の生ワクチンは従来より禁忌とされており、研究は行われていない。

検索方法
　2013年1月までを対象にPubMedを（vaccine, vaccination, immunization, arthritis, autoimmune, lupus, connective tissue disease, rheumatic disease, vasculitis, measles, rubella, mumps, polio, varicella, Bacillus Calmette-Guérin or tuberculosis）をキーワードとして検索し、さらにハンドサーチで検索した。

参考にした二次資料
a) Heijstek MW, Ott de Bruin LM, Bijl M, et al. EULAR recommendations for vaccination in paediatric patients with rheumatic diseases. Ann Rheum Dis. 2011；70：1704-12.
b) Kroger AT, Atkinson WL, Marcuse EK, et al. General Recommendations on Immunization Recommendations of the Advisory Committee on Immunization Practices (ACIP). MMWR Recomm Rep. 2006；55：1-48.

表　高用量の定義

	薬剤	投与量
ステロイド	プレドニゾロンなど	プレドニゾン換算で2mg/kg/日以上、あるいは体重10kg以上の場合20mg/日以上を2週間以上投与した場合
免疫調整薬	サラゾスルファピリジン	40mg/kg/日以上
	レフルノミド	0.25～0.5mg/kg/日以上
免疫抑制薬	メトトレキサート	15mg/m^2/週以上
	シクロスポリンA	2.5mg/kg/日以上
	アザチオプリン	1～3mg/kg/日以上
	経口シクロホスファミド	0.5～2mg/kg/日以上
	6-メルカプトプリン	1.5mg/kg/日以上

参考文献
1) Recommendations of the Advisory Committee on Immunization Practices (ACIP): Use of vaccines and immune globulins for persons with altered immunocompetence. MMWR Recomm Rep. 1993; 42: 1-18.
2) Heijstek MW, Ott de Bruin LM, Bijl M, et al. EULAR recommendations for vaccination in paediatric patients with rheumatic diseases. Ann Rheum Dis. 2011; 70: 1704-12.

CQ25：高用量でないステロイドもしくは免疫抑制薬使用中の生ワクチンは有効か、安全か

ステートメント
現時点ではあくまでも倫理委員会の承認を得た上での臨床研究として考慮されるに止めるべきである（推奨グレードC2；Delphi, 8.9）

背景・目的
　ステロイド・免疫抑制薬・生物学的製剤使用中の生ワクチン接種は、ワクチン株による感染症発症の可能性、十分な効果が得られない可能性、ワクチンによる基礎疾患増悪の可能性が懸念される。

解　説
　高用量でないステロイドもしくは免疫抑制薬投与中のM(M)Rワクチン追加接種や水痘ワクチン初回接種の有効性と安全性が報告され始めている。しかし、わが国では生ワクチンの添付文書において免疫抑制薬使用中の接種は禁忌とされていることから、倫理委員会の承認を得た上での臨床研究として考慮されるに止めるとした。（詳細は資料参照）

検索方法
2013年1月までを対象にPubMedを（vaccine, vaccination, immunization, arthritis, autoimmune, lupus, connective tissue disease, rheumatic disease, vasculitis, measles, rubella, mumps, varicella, Bacillus Calmette-Guérin or tuberculosis）をキーワードとして検索し、さらにハンドサーチで一部は2013年7月の段階で再度検索した。

参考にした二次資料

a) Heijstek MW, Ott de Bruin LM, Bijl M, et al. EULAR recommendations for vaccination in paediatric patients with rheumatic diseases. Ann Rheum Dis. 2011 ; 70 : 1704-12.
b) Kroger AT, Atkinson WL, Marcuse EK, et al. General Recommendations on Immunization Recommendations of the Advisory Committee on Immunization Practices (ACIP). MMWR Recomm Rep. 2006 ; 55 : 1-48.

CQ26：ステロイド、免疫抑制薬、生物学的製剤開始前に調べるべき罹患歴・抗体は何か

ステートメント

すべての小児リウマチ性疾患患者において治療前に水痘（罹患歴・ワクチン歴・抗体価）を調べるべきである。また、特に生物学的製剤使用前には結核（ツベルクリン反応、クォンティフェロンもしくはそれに相当する検査）、B型肝炎（HBs抗原、HBs抗体、HBc抗体）、C型肝炎などを調査すべきである（推奨グレードC1）

背景・目的

ステロイド・免疫抑制薬・生物学的製剤使用中の水痘や結核は重症化するおそれがある。また、B型肝炎ウイルスや再活性化による死亡例や、C型肝炎の再活性化も問題となっている。

解説

水痘感受性者には、状況が許す限りステロイドないし免疫抑制薬などの使用前に水痘ワクチンの接種を考慮する。生ワクチン接種から治療開始までの期間は少なくとも3週間程度は空けることが望ましい（Delphi 9.6）。免疫抑制薬や生物学的製剤使用を予定しているすべての患者にB型肝炎スクリーニングを行い、ガイドラインに従って対応すべきである。感染リスクの高い場合はB型肝炎ワクチン接種を考慮する（Delphi, 10.0）。また、C型肝炎ウイルス抗体やツベルクリン反応、クォンティフェロンもしくはそれに相当する検査を行い、感染者には適切な治療を行う必要がある。

検索方法

2013年1月までを対象にPubMedを（vaccine, vaccination, immunization, arthritis, autoimmune, lupus, connective tissue disease, rheumatic disease, vasculitis, influenza, pneumococcus, haemophilus, tetanus, diphtheria, pertussis, hepatitis, papilloma virus, measles, rubella, mumps, polio, japanese encephalitis, varicella, Bacillus Calmette-Guérin or tuberculosis）をキーワードとして検索し、さらにハンドサーチで検索した。

参考にした二次資料

a) Heijstek MW, Ott de Bruin LM, Bijl M, et al. EULAR recommendations for vaccination in paediatric patients with rheumatic diseases. Ann Rheum Dis. 2011 ; 70 : 1704-12.
b) Kroger AT, Atkinson WL, Marcuse EK, et al. General Recommendations on Immunization Recommendations of the Advisory Committee on Immunization Practices (ACIP). MMWR Recomm Rep. 2006 ; 55 : 1-48.

CQ27：小児リウマチ性疾患患者に対する予防接種はどのような時期に行うか

ステートメント
すべての予防接種は基礎疾患の病勢が安定している時期に行うのが望ましい（推奨グレードC1；Delphi, 10.0）

解説
予防接種の有効性・安全性に関する研究はいずれも病勢が安定されている患者を対象としており、活動性のある患者における検討はなされていない。前項で推奨したステロイドや免疫抑制薬使用前に水痘ワクチン接種が可能なのは、実際には関節型JIAなど、基礎疾患の治療に緊急性を要さない場合に限られる（詳細については資料参照）。

検索方法
2013年1月までを対象にPubMedを（vaccine, vaccination, immunization, arthritis, autoimmune, lupus, connective tissue disease, rheumatic disease, vasculitis, influenza, pneumococcus, haemophilus, tetanus, diphtheria, pertussis, hepatitis, papilloma virus, measles, rubella, mumps, polio, japanese encephalitis, varicella, Bacillus Calmette-Guérin or tuberculosis）をキーワードとして検索し、さらにハンドサーチで検索した。

参考にした二次資料
a) Heijstek MW, Ott de Bruin LM, Bijl M, et al. EULAR recommendations for vaccination in paediatric patients with rheumatic diseases. Ann Rheum Dis. 2011；70：1704-12.
b) Kroger AT, Atkinson WL, Marcuse EK, et al. General Recommendations on Immunization Recommendations of the Advisory Committee on Immunization Practices (ACIP), MMWR Recomm Rep. 2006；55：1-48.

CQ28：小児リウマチ性疾患患者の同居家族に推奨すべきワクチンは何か

ステートメント
患者周囲の医療従事者、濃厚接触者、家族は不活化ワクチンによる予防接種を積極的に受けるべきである（推奨グレードC1）
患者の家族への生ワクチン接種後はワクチンウイルスの排泄に注意すべきである（推奨グレードC1）

解説
小児固形臓器移植患者への予防接種ガイドラインCQ4参照

CQ29：抗TNF抗体投与中の患者から出生した児への生ワクチン接種は可能か

ステートメント

抗TNF抗体は経胎盤的に胎児に移行するため、児への生ワクチン接種は生後6か月頃まで見合わせる（推奨グレードC2）

解　説

　妊婦に投与したインフリキシマブの経胎盤移行による児への影響が炎症性腸疾患において報告されているため、リウマチ性疾患においても注意を要する。詳細は3-5「炎症性腸疾患など慢性消化器疾患児への予防接種」CQ33を参照。

第3章 原発性および続発性免疫不全状態

資　料

1. 不活化ワクチン

a. ジフテリア・百日せき・破傷風ワクチン

　破傷風・ジフテリアの自然感染は生命に関わる疾患であるが、小児リウマチ性疾患における自然感染が健常人に比較して重症化するか、あるいは基礎疾患の増悪を引き起こすかについてのエビデンスはない。

　MTX治療導入以前のJIA患者を対象とした研究では、ジフテリア・破傷風トキソイド(DT)接種後の抗体反応は正常コントロールと同等であったと報告されている[1]。成人RA、成人SLEおよび小児SLE患者においては、ステロイド単独もしくはクロラムブシル(CB)、アザチオプリン(AZP)、シクロホスファミド(CPM)、ミコフェノール酸モフェチル(MMF)、シクロスポリン(CSA)などの免疫抑制薬併用下での破傷風トキソイド(TT)接種後の抗体反応は正常コントロールと同等であるという報告[2,3]と低下しているとする報告がある[4]。また、発症前にジフテリア・百日せき・破傷風(DPT)接種を終了している小児SLE患者30人におけるTT抗体価は健常児に比較して低値であったと報告されている[5]。生物学的製剤のTTに対する影響は成人のみで検討されており、MTX使用中の成人RA患者におけるにTTに対する抗体反応はリツキシマブ(RTX)使用の有無で差はないと報告されている[6]。いずれの報告においても接種による重篤な副反応や基礎疾患の増悪は認めてない。また、正常成人にアバタセプト1回投与後にTTを接種すると、TTに対する抗体のGMTは低いものの有意の抗体上昇は得られた[7]。以上より、DPT/DTワクチンはおおよそ有効かつ安全と考えられるが、抗体反応低下の報告もあることから、免疫抑制薬・高用量ステロイド・生物学的製剤などの使用中に汚染創を生じた場合は抗破傷風ヒト免疫グロブリン(TIG)投与を積極的に考慮する。

参考文献

1) Höyeraal HM, Mellbye OJ. Humoral immunity in juvenile rheumatoid arthritis. Ann Rheum Dis. 1974；33：248-54.（エビデンスレベルⅢ）
2) Denman EJ, Denman AM, Greenwood BM, et al. Failure of cytotoxic drugs to suppress immune responses of patients with rheumatoid arthritis. Ann. rheum. Dis. 1970；29：220-31（エビデンスレベルⅢ）
3) Kashef S , Ghazizadeh F, Derakhshan A, et al. Antigen-specific antibody response in juvenile-onset SLE patients following routine immunization with tetanus toxoid. Iran J Immunol. 2008；5：181-4.（エビデンスレベルⅢ）
4) Battafarano DF, Battafarano NJ, Larsen L, et al. Antigen-specific antibody responses in lupus patients following immunization. Arthritis Rheum. 1998；41：1828-34.（エビデンスレベルⅣb）
5) Miyamoto M, Ono E, Barbosa C, et al. Vaccine antibodies and T- and B-cell interaction in juvenile systemic lupus erythematosus. Lupus. 2011；20：736-44.（エビデンスレベルⅢ）
6) Bingham CO III, Looney RJ, Deodhar A, et al. Immunization responses in rheumatoid arthritis patients treated with rituximab：results from a controlled clinical trial. Arthritis Rheum. 2010；62：64-74.（エビデンスレベルⅢ）
7) Tay L , Leon F, Vratsanos G, et al. Vaccination response to tetanus toxoid and 23-valent pneumococcal vaccines following administration of a single dose of abatacept：a randomized, open-label, parallel group study in healthy subjects. Arthritis Res Ther. 2007；9：R38.（エビデンスレベルⅢ）

b. 肺炎球菌ワクチン(PCV)/インフルエンザ菌b型(Hib)ワクチン

成人における23価ワクチン(PPV23)はT細胞非依存性であるのに対し、現行の13価ワクチンやインフルエンザ菌b型(Hib)ワクチンはキャリア蛋白を結合することでT細胞依存性となり、小児でも抗体反応が起きやすいようになっている。

成人SLE患者においてはPPV23接種後の抗体反応は治療と無関係に低下しているという報告がある[1]一方で、SLE、RA患者における非高用量のステロイドの使用は14価ないし23価肺炎球菌ワクチン接種後の抗体反応を低下させないという報告もある[2,3]。

一方、RA、炎症性腸疾患、乾癬などの患者においてMTXはPCV7、PPV23接種後の抗体反応を低下させるとされている[4~12]。強皮症患者においては5mg/日以下のプレドニゾロン(PSL)やCPM静注例においても83％で十分な抗体が得られている[13]。

成人RA患者においてTNF阻害薬やアバタセプトはPPV23接種後の抗体反応を低下させない[6,7,9,10,14]とする報告と、RAおよび強直性脊椎炎患者においてPPV23に対する抗体反応がTNF阻害薬で低下するという報告がある[15]。またJIAにおいてTNF阻害薬投与はPCV7接種後の血清型4, 14, 23Fに対する抗体反応を低下させるという報告がある[16]。成人RA患者において、RTX投与後にPPV23を接種した場合は抗体反応が低いが[17,18]、RTX投与6日前に接種した群ではMTX単独群と同等とされている[18]。

Hibワクチンに関しては、非高用量ステロイド・免疫抑制薬使用中の成人SLE患者73人に接種し、88％で予防的抗体価が得られたと報告されている[5]。

以上のPPV23、PCV7、Hibワクチン接種に関する報告において重篤な副反応や基礎疾患増悪は認められていない。

以上より、MTX投与下での肺炎球菌ワクチンに対する抗体反応が減弱するものの、非高用量ステロイド・免疫抑制薬・生物学的製剤使用中の肺炎球菌・Hibワクチンはおおよそ有効かつ安全と考えられる。ただし、RTX使用時には、開始6日前までに接種することが望まれる。

参考文献

1) Jarret MP, Schiffman G, Barland P, et al. Impaired response to pneumococcal vaccine in systemic lupus erythematosus. Arthritis Rheum. 1980；23：1287-93.（エビデンスレベルⅢ）
2) Croft SM, Schiffman G, Snyder E, et al. Specific antibody response after in vivo antigenic stimulation in systemic lupus erythematosus. J Rheumatol. 1984；11：141-6.（エビデンスレベルⅢ）
3) Lipnick RN, Karsh J, Stahl NI, et al. Pneumococcal immunization in patients with systemic lupus erythematosus treated with immunosuppressives. J Rheumatol. 1985；12：1118-21.（エビデンスレベルⅢ）
4) O'dell Jr, Gilg J, Palmer W, et al. Pneumococcal vaccine in rheumatoid arthritis. J Clin Rheumatol. 1996；2：59-63.（エビデンスレベルⅢ）
5) Battafarano DF, Battafarano NJ, Larsen L, et al. Antigen-specific antibody responses in lupus patients following immunization. Arthritis Rheum. 1998；41：1828-34.（エビデンスレベルⅢ）
6) Mease PJ, Ritchlin CT, Martin RW, et al. Pneumococcal vaccine response in psoriatic arthritis patients during treatment with etanercept. J Rheumatol. 2004；31：1356-61.（エビデンスレベルⅢ）
7) Kapetanovic MC, Saxne T, Sjöholm A, et al. Influence of methotrexate, TNF blockers and prednisolone on antibody responses to pneumococcal polysaccharide vaccine in patients with rheumatoid arthritis. Rheumatology (Oxford). 2006；45：106-11.（エビデンスレベルⅢ）

8) Tay L, Leon F, Vratsanos G, et al. Vaccination response to tetanus toxoid and 23-valent pneumococcal vaccines following administration of a single dose of abatacept: a randomized, open-label, parallel group study in healthy subjects. Arthritis Res Ther. 2007; 9: R38.（エビデンスレベルⅢ）

9) Visvanathan S, Keenan GF, Baker DG, et al. Response to pneumococcal vaccine in patients with early rheumatoid arthritis receiving infliximab plus methotrexate or methotrexate alone. J Rheumatol. 2007; 34: 952-7.（エビデンスレベルⅣb）

10) Gelinck LBS, van der Bijl AE, Visser LG, et al. Synergistic immunosuppressive effect of anti-TNF combined with methotrexate on antibody responses to 23 valent pneumococcal polysaccharide vaccine. Vaccine. 2008; 26: 3528-33.（エビデンスレベルⅢ）

11) Melmed GY, Agarwal N, Frenck RW, et al. Immunosuppression impairs response to pneumococcal polysaccharide vaccination in patients with inflammatory bowel disease. Am J Gastroenterol 2010; 105: 148-54.（エビデンスレベルⅢ）

12) Kapetanovic MC, Roseman C, Jonsson G, et al. Antibody response is reduced followingvaccination with 7-valent conjugate pneumococcal vaccine in adult methotrexate-treated patients with established arthritis, but not those treated with tumor necrosis factor inhibitor. Arthritis Rheum. 2011; 63: 3727-32.（エビデンスレベルⅢ）

13) Mercado U. Why have rheumatologists been reluctant to vaccinate patients with systemic lupus erythematosus? J Rheumatol. 2006; 33: 1469-71.（エビデンスレベルⅣb）

14) Kaine JL, Kivitz AJ, Birbara C, et al. Immune responses following administration of influenza and pneumococcal vaccines to patients with rheumatoid arthritis receiving adalimumab. J Rheumatol. 2007; 34: 272-9.（エビデンスレベルⅢ）

15) Elkayam O, Caspi D, Reitblatt T, et al. The effect of tumor necrosis factor blockade on the response to pneumococcal vaccination in patients with rheumatoid arthritis and ankylosing spondylitis. Semin Arthritis Rheum. 2004; 33: 283-8（エビデンスレベルⅢ）

16) Farmaki E, Kanakoudi-Tsakalidou F, Spoulou V, et al. The effect of anti-TNF treatment on the immunogenicity and safety of the 7-valent conjugate pneumococcal vaccine in children with juvenile idiopathic arthritis. Vaccine. 2010; 28: 5109-13.（エビデンスレベルⅢ）

17) Bingham CO Ⅲ, Looney RJ, Deodhar A, et al. Immunization responses in rheumatoid arthritis patients treated with rituximab: results from a controlled clinical trial. Arthritis Rheum. 2010; 62: 64-74.（エビデンスレベルⅣb）

18) Rehnberg M, Brisslert M, Amu S, et al. Vaccination response to protein and carbohydrate antigens in patients with rheumatoid arthritis after rituximab treatment. Arthritis Res Ther. 2010; 12: R111.（エビデンスレベルⅢ）

c. 季節性/パンデミックインフルエンザワクチン

RAおよびSLE患者におけるインフルエンザワクチン接種は、ウイルス性気道症状および細菌性感染合併を減少させるという臨床的効果が報告されている[1]。

成人RA、SLE、全身性硬化症、多発血管炎性肉芽腫症（ウェゲナー肉芽腫症）患者においては、ステロイド・免疫抑制薬は抗体反応に関係しないとする報告[1~12]がある一方で、RAおよびSLE患者において10mg/日以上のステロイドや免疫抑制薬使用中の抗体産生は低下するとする報告がある[13~19]。強皮症患者においては、非高用量ステロイドや免疫抑制薬使用中においても抗体反応は良好であると報告されている[20, 21]。

TNF阻害薬使用中のRA患者において抗体反応は低下するという報告[12, 22]と低下しないという報告がある[23, 24]。また、RA患者においてRTXはワクチン後の抗体産生を低下させ、抗体産生能の回復に6～10か月かかる[25~28]。

小児リウマチ性疾患における検討では、PSL単独、PSL＋疾患修飾薬(DMARDs)、DMARDs単独、免疫抑制薬などを投与中のJIA、SLE、若年性皮膚筋炎(JDM)など3報・計153人において、ワクチン後の抗体反応は正常コントロールと有意差がなかった[29~31]。一方、H1N1pdmに対するワクチンでは、JIA、SLE、JDM、SSc、血管炎237人の検討でステロイド投与中の抗体上昇が低い傾向があったとされている[32]。また、2報・計197人の小児炎症性腸疾患(クローン病＝96、潰瘍性大腸炎＝47、その他＝3)を対象とした研究ではステロイド、タクロリムス、AZP、MTX、6-MPなどの免疫抑制薬投与群と免疫抑制薬非投与群でワクチン後の抗体価の上昇に有意差はなかったが、TNF阻害薬ないしTNF阻害薬＋免疫抑制薬の群では抗体反応の低下が見られた[33,34]。さらに60人のJIA患者(DMARDs＝30、エタネルセプト＝30)と30人の正常コントロールを比較した研究では、MTXを含めたDMARDs使用群のワクチン後の抗体反応は正常群と有意差がなく、エタネルセプト使用群では有意の抗体価の上昇は見られたものの、他の群に比して有意に低かった[35]。また、27人のトシリズマブ(TCZ)投与中の全身型発症JIA患者において、ワクチン後の抗体反応は正常コントロールと有意差はなかったことが報告されている[36]。

上記の報告を含め重篤な副反応や基礎疾患の再燃はなかったと報告されている[37]。以上より、TNF阻害薬などの生物学的製剤使用中に抗体反応の低下を認めるものの、季節性インフルエンザワクチンはおおよそ有効かつ安全と考えられる。一方で、TCZ＋PSL 0.4mg/kgで寛解中の全身型JIA患者においてインフルエンザワクチン接種の1週間後に再燃を見たとの症例報告もあり、接種後の観察は十分に行う必要がある[38]。

参考文献

1) Stojanovich L. Influenza vaccination of patients with systemic lupus erythematosus (SLE) and rheumatoid arthritis (RA). Clin Dev Immunol. 2006；13：373-5.（エビデンスレベルⅢ）
2) Denman EJ, Denman AM, Greenwood BM, et al. Failure of cytotoxic drugs to suppress immune responses of patients with rheumatoid arthritis. Ann Rheum Dis. 1970；29：220-31.（エビデンスレベルⅢ）
3) Brodman R, Gilfillan R, Glass D, et al. Influenzal vaccine response in systemic lupus erythematosus. Ann Intern Med. 1978；88：735-40.（エビデンスレベルⅢ）
4) Louie J S, Nies KM, Shoji KT, et al. Clinical and antibody responses after influenza immunization in systemic lupus erythematosus. Ann Intern Med. 1978；88：790-2.（エビデンスレベルⅢ）
5) Pons V G, Reinertsen JL, Steinberg AD, et al. Decreased cell-mediated cytotoxicity against virus-infected cells in systemic lupus erythematosus. J Med Virol. 1979；4：15-23.（エビデンスレベルⅢ）
6) Herron A, Dettleff G, Hixon B, et al. Influenza vaccination in patients with rheumatic diseases. Safety and efficacy. JAMA. 1979；242：53-6.（エビデンスレベルⅢ）
7) Chalmers A, Scheifele D, Patterson C, et al. Immunization of patients with rheumatoid arthritis against influenza：a study of vaccine safety and immunogenicity. J Rheumatol. 1994；21：1203-6.（エビデンスレベルⅢ）
8) Mercado U, Acosta H, Avendaño L. Influenza vaccination of patients with systemic lupus erythematosus. Rev Invest Clin. 2004；56：16-20.（エビデンスレベルⅢ）
9) Fomin I, Caspi D, Levy V, et al. Vaccination against influenza in rheumatoid arthritis：the effect of disease modifying drugs, including TNF alpha blockers. Ann Rheum Dis. 2006；65：191-4.（エビデンスレベルⅢ）
10) Del Porto F, Laganà B, Biselli R, et al. Influenza vaccine administration in patients with systemic lupus erythematosus and rheumatoid arthritis. Safety and immunogenicity. Vaccine. 2006；24：

3217-23.（エビデンスレベルⅢ）

11) Zycinska K, Romanowska M, Nowak I, et al. Antibody response to inactivated subunit influenza vaccine in patients with Wegener's granulomatosis. J Physiol Pharmacol. 2007；58（Suppl 5）：819-28.（エビデンスレベルⅢ）

12) Elkayam O, Bashkin A, Mandelboim M, et al. The effect of infliximab and timing of vaccination on the humoral response to influenza vaccination in patients with rheumatoid arthritis and ankylosing spondylitis. Semin Arthritis Rheum. 2010；39：442-7.（エビデンスレベルⅢ）

13) Elkayam O, Amir S, Mendelson E, et al. Efficacy and safety of vaccination against pandemic 2009 influenza A（H1N1）virus among patients with rheumatic diseases. Arthritis Care Res（Hoboken）. 2011；63：1062-7.（エビデンスレベルⅢ）

14) Williams GW, Steinberg AD, Reinertsen JL, et al. Influenza immunization in systemic lupus erythematosus. A double-blind trial. Ann Intern Med. 1978；88：729-34.（エビデンスレベルⅢ）

15) Ristow SC, Douglas RG Jr, Condemi JJ. Influenza vaccination of patients with systemic lupus erythematosus. Ann Intern Med. 1978；88：786-9.（エビデンスレベルⅢ）

16) Abu-Shakra M, Press J, Varsano N, et al. Specific antibody response after influenza immunization in systemic lupus erythematosus. J Rheumatol. 2002；29：2555-7.（エビデンスレベルⅣb）

17) Holvast A, van Assen S, de Haan A, et al. Studies of cell-mediated immune responses to influenza vaccination in systemic lupus erythematosus. Arthritis Rheum. 2009；60：2438-47.（エビデンスレベルⅢ）

18) Holvast A, Huckriede A, Wilschut J, et al. Safety and efficacy of influenza vaccination in systemic lupus erythematosus patients with quiescent disease. Ann Rheum Dis. 2006；65：913-8.（エビデンスレベルⅢ）

19) Wiesik-Szewczyk E, Romanowska M, Mielnik P, et al. Anti-influenza vaccination in systemic lupus erythematosus patients：an analysis of specific humoral response and vaccination safety. Clin Rheumatol. 2010；29：605-13.（エビデンスレベルⅢ）

20) Setti M, Fenoglio D, Ansaldi F, et al. Influenza vaccination with a virosomal vaccine does not affect clinical course and immunological parameters in scleroderma patients. Vaccine. 2009；27：3367-72.（エビデンスレベルⅣb）

21) Litinsky I, Balbir A, Zisman D, et al. Vaccination against influenza in patients with systemic sclerosis. Clin Exp Rheumatol. 2012；30（Suppl 71）：S7-11.（エビデンスレベルⅢ）

22) Gelinck LB, van der Bijl AE, Beyer WE, et al. The effect of anti-tumour necrosis factor alpha treatment on the antibody response to influenza vaccination. Ann Rheum Dis. 2008；67：713-6.（エビデンスレベルⅢ）

23) Kubota T, Nii T, Nanki T, et al. Anti-tumor necrosis factor therapy does not diminish the immune response to influenza vaccine in Japanese patients with rheumatoid arthritis. Mod Rheumatol. 2007；17：531-3.（エビデンスレベルⅢ）

24) Kaine JL, Kivitz AJ, Birbara C, et al. Immune responses following administration of influenza and pneumococcal vaccines to patients with rheumatoid arthritis receiving adalimumab. J Rheumatol. 2007；34：272-9.（エビデンスレベルⅢ）

25) Oren S, Mandelboim M, Braun-Moscovici Y, et al. Vaccination against influenza in patients with rheumatoid arthritis：the effect of rituximab on the humoral response. Ann Rheum Dis. 2008；67：937-41.（エビデンスレベルⅢ）

26) Rehnberg M, Brisslert M, Amu S, et al. Vaccination response to protein and carbohydrate antigens in patients with rheumatoid arthritis after rituximab treatment. Arthritis Res Ther. 2010；12：R111.（エビデンスレベルⅢ）

27) van Assen S, Holvast A, Benne CA, et al. Humoral responses after influenza vaccination are severely reduced in patients with rheumatoid arthritis treated with rituximab. Arthritis Rheum. 2010；62：75-81.（エビデンスレベルⅢ）

28) Arad U, Tzadok S, Amir S, et al. The cellular immune response to influenza vaccination is

preserved in rheumatoid arthritis patients treated with rituximab. Vaccine. 2011; 29: 1643-8.（エビデンスレベルⅢ）
29) Malleson PN, Tekano JL, Scheifele DW, et al. Influenza immunization in children with chronic arthritis: a prospective study. J Rheumatol. 1993; 20: 1769-73.（エビデンスレベルⅢ）
30) Kanakoudi-Tsakalidou F, Trachana M, Pratsidou-Gertsi P, et al. Influenza vaccination in children with chronic rheumatic diseases and long-term immunosuppressive therapy. Clin Exp Rheumatol. 2001; 19: 589-94.（エビデンスレベルⅢ）
31) Ogimi C, Tanaka R, Saitoh A, et al. Immunogenicity of influenza vaccine in children with pediatric rheumatic diseases receiving immunosuppressive agents. Pediatr Infect Dis. J 2011; 30: 208-11.（エビデンスレベルⅢ）
32) Aikawa NE, Goldenstein-Schainberg C, Vendramini M, et al. Autoimmune response following influenza H1N1 vaccination in patients with juvenile idiopathic arthritis. Pediatric Rheumatology. 2011; 9（Suppl 1）: P133.（エビデンスレベルⅢ）
33) Mamula P, Markowitz JE, Piccoli DA, et al. Immune response to influenza vaccine in pediatric patients with inflammatory bowel disease. Clin Gastroenterol Hepatol. 2007; 5: 851-6.（エビデンスレベルⅢ）
34) Lu Y, Jacobson DL, Ashworth LA, et al. Immune response to influenza vaccine in children with inflammatory bowel disease. Am J Gastroenterol. 2009; 104: 444-53.（エビデンスレベルⅣb）
35) Dell'Era L, Corona F, Daleno C, et al. Immunogenicity, safety and tolerability of MF59-adjuvanted seasonal influenza vaccine in children with juvenile idiopathic arthritis. Vaccine. 2012; 30: 936-40.（エビデンスレベルⅢ）
36) Shinoki T, Kikuchi M, Kaneko U, et al. Safety and response to influenza vaccine in patients with juvenile rheumatoid arthritis receiving tocilizumab. Mod Rheumatol. 2012; 22: 871-6.（エビデンスレベルⅢ）
37) Abu-Shakra M, Zalmanson S, Neumann L, et al. Influenza virus vaccination of patients with systemic lupus erythematosus: effects on disease activity. J Rheumatol. 200l; 27: 1681-5.（エビデンスレベルⅢ）
38) Shimizu M, Ueno K, Yachie A. Relapse of systemic juvenile idiopathic arthritis after influenza vaccination in a patient receiving tocilizumab. Clin Vaccine Immunol. 2012; 19: 1700-2.（エビデンスレベルⅤ）

d. B型肝炎ワクチン

　成人においてB型肝炎ワクチン接種と多発性硬化症、ギラン・バレー症候群、特発性血小板減少性紫斑病、血管炎、SLEなどの発症との関連が報告されている[1〜3]。

　一方、血液・腫瘍性疾患で化学療法中患者においてB型肝炎ウイルス（HBV）の再活性化が大きな問題になっており、高用量のステロイドやMTXを含むDMARDs投与中のRA患者においても同様の報告がされている。さらに、TNF阻害薬使用中のHBVマーカー陽性患者では高率に再活性化が見られ、肝不全による死亡例が報告されている[4,5]。したがって、治療開始前には日本リウマチ学会/日本肝臓病学会のガイドラインに基づいて全例にHBV感染症スクリーニングを行い、感染者には肝臓病専門医との協力の下で適切に対処する必要がある（http://www.ryumachi-jp.com/info/news120905.pdf）。

　リウマチ性疾患患者におけるHBVワクチンの有効性と安全性に関しては以下の報告がある。低用量ステロイド、MTX、抗マラリア薬、AZP、金、サラゾピリン服用中の成人RA患者へのワクチン接種では68％が抗体を獲得している[6]。さらに、ステロイドもしくはMTX服用中のJIA患者、自己免疫性肝炎、ベーチェット病、低用量ステロイド服用中の成人SLEにおけるHBVワクチンに対する抗体反応は健常人と同等であったと報告されている[7〜9]。また、ステロイド、AZP、抗マラリ

ア薬などを服用中の小児SLE患者においてはHBVワクチン接種後のGMTは正常コントロールより低いものの抗体獲得率は同等であった[10, 11]。いずれの報告でもワクチン接種に伴う重篤な副反応や基礎疾患の増悪は認められていない。

以上より、小児リウマチ性疾患においても治療開始前にHBs抗原・HBs抗体のみならずHBc抗体まで加えたHBV感染症のスクリーニングを行うべきであり、感染者に対しては肝臓病専門医や小児のB型肝炎治療に精通した医師と協力して治療を行うべきである。また、家族やセックスパートナーなどにHBV感染者（保因者）がいるなどの高リスク群ではワクチン接種を考慮する必要がある。

参考文献

1) Maillefert JF, Sibillia J, Toussirot E, et al. Rheumatic disorders developed after hepatitis B vaccination. Rheumatology. 1999；38：978-83.（エビデンスレベルV）
2) Geier DA, Geier MR. A case-control study of serious autoimmune adverse events following hepatitis B immunization. Autoimmunity. 2005；38：295-301.（エビデンスレベルIVb）
3) Sturkenbbom MCFB, Rozenberg S, Begaud B, et al. Vaccination against hepatitis B and lupus erythematosus. Pharmacoepidemiol Drug Safety. 2000；9：S71.（エビデンスレベルIVb）
4) Vassilopoulos D, Calabrese LH. Management of rheumatic disease with comorbid HBV or HCV infection. Nat Rev Rheumatol. 2012；8：348-57.
5) Pérez-Alvarez R, Dias-Lagares C, Garcia-Hernández F, et al. Hepatitis H virus (HBV) reactivation in patients receiving tumor necrosis factor (TNF)-targeted therapy: analysis of 257 cases. Medicine (Baltimore). 2011；80：359-71.（エビデンスレベルV）
6) Elkayam O, Yaron M, Caspi D. Safety and efficacy of vaccination against hepatitis B in patients with rheumatoid arthritis. Ann Rheum Dis. 2002；61：623-5.（エビデンスレベルIVb）
7) Kasapçopur O, Cullu F, Kamburoğlu-Goksel A, et al. Hepatitis B vaccination in children with juvenile idiopathic arthritis. Ann Rheum Dis. 2004；63：1128-30.（エビデンスレベルIII）
8) Beran J, Dedek P, Stepánová V, et al. Safety and immunogenicity of a combined vaccine against hepatitis A and B in patients with autoimmune hepatitis. Cent Eur J Public Health. 2005；13：20-3.（エビデンスレベルIVb）
9) Erkek E, Ayaslioglu E, Erkek AB, et al. Response to vaccination against hepatitis B in patients with Behcet's disease. J Gastroenterol Hepatol. 2005；20：1508-11.（エビデンスレベルIII）
10) Kuruma K A, Borba EF, Lopes MH, et al. Safety and efficacy of hepatitis B vaccine in systemic lupus erythematosus. Lupus. 2007；16：350-4.（エビデンスレベルIVb）
11) Aytac MB, Kasapcopur O, Aslan M, et al. Hepatitis B vaccination in juvenile systemic lupus erythematosus. Clin Exp Rheumatol. 2011；29：882-6.（エビデンスレベルIII）

e. A型肝炎ワクチン

ステロイド、MTX、サラゾピリンなどを服用中のJIAおよび自己免疫性肝炎の患者へのHAVワクチン接種による抗体獲得率は一般人口と同等であった[1, 2]。しかし、そのうちTNF阻害薬使用中の全身型JIA 4人では抗体反応は得られなかったと報告されている[2]。これらの研究では明らかなワクチンの副反応や基礎疾患増悪は見られなかった。以上より、流行地域への渡航が予定される場合には接種を推奨する。

参考文献

1) Beran J, Dedek P, Stepánová V, et al. Safety and immunogenicity of a combined vaccine against hepatitis A and B in patients with autoimmune hepatitis. Cent Eur J Public Health. 2005；13：

20-3.（エビデンスレベルⅣb）
2) Erguven M, Kaya B, Hamzah OY, et al. Evaluation of immune response to hepatitis A vaccination and vaccine safety in juvenile idiopathic arthritis. J Chin Med Assoc. 2011；74：205-8.（エビデンスレベルⅢ）

f. ヒトパピローマウイルス（HPV）ワクチン

女性SLE患者では、HPV感染関連の子宮頸部扁平上皮内病変のリスクが健常女性の約6倍であり、またhigh-risk serotype感染率と重感染率が高いことが報告されている[1]。また、発症5年以内の女性SLE患者でHPV-16が高頻度かつ高いウイルス量で感染していることが報告されており、SLEはHPV感染症のハイリスクとされている[2]。そのため、非活動期の女性SLE患者に対して4価HPVワクチンの接種が行われ、抗体反応は正常コントロールと有意差がないことが報告されている。この研究においてワクチン接種観察期間における基礎疾患の再燃率はワクチン非接種群と同程度であった[3]。以上より、HPVワクチンはおおよそ有効かつ安全と考えられ、EULARは接種を推奨している。一方、HPVワクチン接種の2～3か月後にSLEが再燃した症例が報告され、その因果関係は不明とされている[4]。また、健常人において複合性局所疼痛症候群・静脈血栓症・SLE発症・頭蓋内血管炎など重篤な有害事象も報告されており、接種後はこれらの発症に十分な注意を要する[5~7]。

> 参考文献

1) Tam L-S, Chan AYK, Chang PKS, et al. Increased prevalence of squamous intraepithelial lesions in systemic lupus erythematosus；Association with human papillomavirus infection. Arthritis Rheum. 2004；50：3619-25.（エビデンスレベルⅣb）
2) Nath R, Mant C, Luxton J, et al. High risk of human papillomavirus type 16 infection and of development of cervical squamous intraepithelial lesions in systemic lupus erythematosus patients. Arthritis Care Res. 2007；57：619-25.（エビデンスレベルⅢ）
3) Mok CC, Ho LY, Fong LS, et al. Immunogenicity and safety of a quadrivalent human papillomavirus vaccine in patients with systemic lupus erythematosus：a case-control study. Ann Rheum. 2013；72：659-64.（エビデンスレベルⅢ）
4) Soldevilla HF, Briones SF, Navarra SV. Systemic lupus erythematosus following HPV immunization or infection? Lupus. 2012；21：158-61.（エビデンスレベルⅤ）
5) Slade BA, Leidel L, Vellozzi C, et al. Postlicensure safety surveillance for quadrivalent human papillomavirus recombinant vaccine. JAMA. 2009；302：750-7（エビデンスレベルⅤ）
6) Tomilijenovic L, Shaw CA. Death after quadrivalent human papillomavirus vaccination：causal or coincidental? Pharmaceut Reg Affairs. 2012；S12：001. Doi：10.4172/2167-7689.S12-001.（エビデンスレベルⅤ）
7) Gatto M, Agmon-Levin N, Soriano A, et al. Human papillomavirus vaccine and systemic lupus erythematosus. Clin Rheumatol. 2013；32：1301-7.（エビデンスレベルⅤ）

g. その他
不活化ポリオワクチン、日本脳炎ワクチンにおける研究はない。

2. 弱毒生ワクチン

a. MR/MMRワクチン
麻疹自然感染の脳炎発症率は約0.1％程度とされており、免疫抑制患者においては致死的となることも多い。また、SLEをはじめとするリウマチ性疾患は妊娠可能年齢の女性に多く、風疹罹患は

先天性風疹症候群の懸念を伴う。風疹の自然感染およびワクチンと関節痛・関節炎発症の関連はよく知られているが、ワクチン接種後の関節症状は非接種群に比較して高いものの自然感染に比較して低いことが報告されている[1〜6]。一方でM(M)Rワクチンは1歳から開始されるため、多くの小児リウマチ性疾患患者では、その発症前に接種されているはずである。したがって、その追加接種の是非が問題となる。

通常の麻しんワクチンプログラム終了後に発症した小児SLEにおいて、ステロイドもしくは免疫抑制薬（AZP、CSA、CPM、MMF）併用下における抗体価は正常コントロールと同等であった[7]。したがって、発症前の定期接種を確実に受けておくことが重要である。JIA患者15人への接種（追加接種後にMTX開始＝5、MTX服用中＝5、MTX＋TNF阻害薬使用中＝5）の研究ではいずれの群もMMR追加接種後の抗体反応、T細胞反応性は正常コントロールと差がなく、重篤な副反応や明らかな基礎疾患の増悪はなかった[8]。寛解中の全身型JIA患者においてNSAIDs使用下で風しんワクチン接種5日後に基礎疾患の再発を見たとの症例報告があるが[9]、JIA患者314人（MTX使用＝59）におけるワクチン安全性の研究では、MMR追加接種後に基礎疾患の増悪は認めず、接種後のワクチン株による麻疹・風疹・ムンプスの発症はなかったと報告されている[10]。さらにJIA 131例（MTX＝60，生物学的製剤＝15）を対象としたMMR追加接種（生物学的製剤は半減期の5倍期間中止＝エタネルセプトは2週間前〜1週間後、アナキンラは2日前〜3日後）群とプラセボ群のランダム化比較研究では、追加接種群の97〜100％で抗体値が上昇し、MTXや生物学的製剤の影響はないことが示された。この研究において基礎疾患再燃はプラセボ群と同等で、接種後の麻疹・風疹・ムンプスの発症はなかった[11]。

参考文献

1) Ray P, Black S, Shinefield H, et al. Risk of chronic arthropathy among women after rubella vaccination. JAMA. 1997；278：551-6.（エビデンスレベルⅢ）
2) Preblud SR. Some current issues relating to rubella vaccine. JAMA. 1985；254：253-6.（エビデンスレベルⅢ）
3) Tingle AJ, Allen M, Petty RE, et al. Rubella-associated arthritis. I. Comparative study of joint manifestations associated with natural rubella infection and RA27/3 rubella immunization. Ann Rheum Dis. 1986；45：110-4.（エビデンスレベルⅢ）
4) Tingle AJ, Mitchell LA, Grace M, et al. Randomised double-blind placebo-controlled study on adverse effects of rubella immunization in seronegative women. Lancet. 1997；349：1277-81.（エビデンスレベルⅡ）
5) Peltola H, Heinonen O. Frequency of true adverse reactions to measles-mumps-rubella vaccine： A double-blind placebo-controlled trial in twins. Lancet. 1986；327：939-42.（エビデンスレベルⅡ）
6) Benjamin CM, Chew GC, Silman AJ. Joint and limb symptoms in children after immunization with measles, mumpus, and rubella vaccine. BMJ. 1992；304：1075-8.（エビデンスレベルⅣa）
7) Miyamoto M, Ono E, Barbosa C, Vaccine antibodies and T- and B-cell interaction in juvenile systemic lupus erythematosus. Lupus. 2011；20：736-44.（エビデンスレベルⅢ）
8) Borte S, Liebert UG, Borte M, et al. Efficacy of measles, mumps and rubella revaccination in children with juvenile idiopathic arthritis treated with methotrexate and etanercept. Rheumatology (Oxford). 2009；48：144-8.（エビデンスレベルⅢ）
9) Korematsu S, Miyahara H, Kawano T, et al. A relapse of systemic type juvenile idiopathic arthritis after a rubella vaccination in a patient during a long-term remission period. Vaccine. 2009；27：5041-2.（エビデンスレベルⅤ）

10) Heijstek M W, Pileggi GC, Zonneveld-Huijssoon E, et al. Safety of measles, mumps and rubella vaccination in juvenile idiopathic arthritis. Ann Rheum Dis. 2007；66：1384-7.（エビデンスレベルⅢ）
11) Heijstek MW, Kamphuis S, Armbrust W, et al., Effects of the live attenuated measles-mumps-rubella booster vaccination on disease activity in patients with juvenile idiopathic arthritis in a randomized trial. JAMA. 2013；309：2449-56.（エビデンスレベルⅢ）

b. 水痘ワクチン

 免疫抑制状態にある患者における水痘感染症は重症化する危険性が高く、特にTNF阻害薬またはMTX・カルシニューリン阻害薬投与中においては、汎発性帯状疱疹(VZV)感染症のリスクが高い[1〜4]。したがって、免疫抑制療法や生物学的製剤の投与を予定している患者においては、VZV感染の既往とワクチン歴を把握すること、可能であれば治療開始の少なくとも3週前までに打つことが推薦されている[5]。また、これらの治療を要する患者の家族は積極的に水痘ワクチン接種を受け、野生株のVZVが家庭内に持ち込まれる可能性を減少させる必要がある[6]。近年、免疫抑制状態に対する不活化ワクチンの開発も進められている。

 Advisory Committee on Immunization Practice(ACIP)は成人RA患者において少量MTX〔0.4mg/kg/週以下、低用量ステロイド(PSL 20mg/日)以下〕、AZP（3mg/kg以下）などの投与下における帯状疱疹ワクチンを推奨している。しかし、あくまでもexpert-opinionであり、安全性を支持する研究によるものではない[7]。

 小児リウマチ性疾患患者においては、25人のJIA患者（全例MTX投与、PSL=13、DMARDs=5）に水痘ワクチン1回接種を行い、ELISAによる有効な抗体獲得は50％と健常児(n=18)における72.2％に比較して低いものの、重篤な副反応や基礎疾患の増悪はなかったと報告されている[8]。

参考文献

1) Kinder AJ, Hassell AB, Brand J, et al. The treatment of inflammatory arthritis with methotrexate in clinical practice：treatment duration and incidence of adverse drug reactions. Rheumatology (Oxford). 2005；44：61-6.（エビデンスレベルⅣa）
2) Strangfeld A, Listing J, Herzer P, et al. Risk of herpes zoster in patients with rheumatoid arthritis treated with anti-TNF-alpha agents. JAMA. 2009；301：737-44.（エビデンスレベルⅣa）
3) Vonkeman H, ten Napel C, Rasker H, et al. Disseminated primary varicella infection during infliximab treatment. J Rheumatol. 2004；31：2517-8.（エビデンスレベルⅤ）
4) Bijl M, Agmon-Levin N, Dayer JM, et al. Vaccination of patients with auto-immune inflammatory rheumatic diseases requires careful benefit-risk assessment. Autoimmune Rev. 2012；11：572-6.（エビデンスレベルⅣb）
5) Marin M, Guris D, Chaves SS, et al. Prevention of varicella：recommendations of the Advisory Committee on Immunization Practices (ACIP). MMWR Recomm Rep. 2007；56：1-40.（エビデンスレベルⅥ）
6) Rahier JF, Moutschen M, Van Gompel A, et al. Vaccinations in patients with immune-mediated inflammatory diseases. Rheumatology (Oxford). 2010；49：1815-27.（エビデンスレベルⅤ）
7) Centers for Disease Control and Prevention(CDC). General recommendation on immunization；Recommendations of the Advisory Committee on Immunization Practice (ACIP). MMWR Recomm Rep. 2011；60：1-60.（エビデンスレベルⅥ）
8) Pileggi GS, de Souza CB, Ferriani VP. Safety and immunogenicity of varicella vaccine in patients with juvenile rheumatic diseases receiving methotrexate and corticosteroids. Arthritis Care Res

(Hoboken). 2010；62：1034-9.（エビデンスレベルⅤ）

c. BCG

免疫抑制薬、特にTNF阻害薬で治療される患者では、結核に罹患する危険性が高い[1〜10]。BCG接種は、小児におけるメタアナリシスで乳幼児結核の重症化予防の効果が広く認められており、小児の髄膜炎や粟粒結核に対して86％の有効性が認められている[11]。本邦でも小規模研究だが、高松らが小児例59例のBCG効果を検討し、全体で78％、6歳以上では13％、髄膜炎・粟粒結核で85％と公表しており、世界的な見解と一致している[12]。このように、BCGは乳幼児の重症結核の予防に有用であるが、年長児でのその有効性は議論が分かれるところである。また、乳幼児においてはBCG接種はステロイド・免疫抑制薬を開始する前に施行すべきであるとの報告がある[13,14]が、BCGは接種後数か月間は生菌が残存するため、ステロイド・免疫抑制薬に加えて生物学的製剤の投与を行う予定があるならば接種は積極的には推奨されない。しかし、接種後早期にリウマチ性疾患を発症した場合は、治療薬で惹起される免疫抑制状態に依存する全身性播種や局所感染の悪化は報告されていないことから、治療開始を躊躇する必要はない。

また、これまでリウマチ性疾患患児におけるBCG予防接種の安全性は検討されていない。低用量の免疫抑制薬で加療中の115人のJIA患者と20人のSLE患者においてツベルクリン反応の減弱反応が報告されている[15,16]。また、活動期の川崎病患者ではBCG接種部位の局所の炎症反応が認められることからBCG接種を差し控えるべきである[17,18]。

参考文献

1) Atzeni F, Bendtzen K, Bobbio-Pallavicini F, et al. Infections and treatment of patients with rheumatic diseases. Clin Exp Rheumatol. 2008；26（1 Suppl 48）：S67-73.（エビデンスレベルⅥ）
2) Askling J, Fored CM, Brandt L, et al. Risk and case characteristics of tuberculosis in rheumatoid arthritis associated with tumor necrosis factor antagonists in Sweden. Arthritis Rheum. 2005；52：1986-92.（エビデンスレベルⅣa）
3) Brassard P, Lowe AM, Bernatsky S, et al. Rheumatoid arthritis, its treatments, and the risk of tuberculosis in Quebec, Canada. Arthritis Rheum. 2009；61：300-4.（エビデンスレベルⅣa）
4) Brassard P, Kezouh A, Suissa S. Antirheumatic drugs and the risk of tuberculosis. Clin Infect Dis. 2006；43：717-22.（エビデンスレベルⅣa）
5) Gomez-Reino JJ, Carmona L, Valverde VR, et al. Treatment of rheumatoid arthritis with tumor necrosis factor inhibitors may predispose to signifi cant increase in tuberculosis risk：a multicenter active-surveillance report. Arthritis Rheum. 2003；48：2122-7.（エビデンスレベルⅤ）
6) Kim HA, Yoo CD, Baek HJ, et al. Mycobacterium tuberculosis infection in a corticosteroid-treated rheumatic disease patient population. Clin Exp Rheumatol. 1998；16：9 -13.（エビデンスレベルⅤ）
7) Sayarlioglu M, Inanc M, Kamali S, et al. Tuberculosis in Turkish patients with systemic lupus erythematosus：increased frequency of extrapulmonary localization. Lupus. 2004；13：274-8.（エビデンスレベルⅤ）
8) Seong SS, Choi CB, Woo JH, et al. Incidence of tuberculosis in Korean patients with rheumatoid arthritis（RA）：effects of RA itself and of tumor necrosis factor blockers. J Rheumatol. 2007；34：706-11.（エビデンスレベルⅣb）
9) Tam LS, Leung CC, Ying SK, et al. Risk of tuberculosis in patients with rheumatoid arthritis in Hong Kong . the role of TNF blockers in an area of high tuberculosis burden. Clin Exp Rheumatol. 2010；28：679-85.（エビデンスレベルⅤ）
10) Tam LS, Li EK, Wong SM, et al. Risk factors and clinical features for tuberculosis among patients with systemic lupus erythematosus in Hong Kong. Scand J Rheumatol. 2002；31：296-300.（エビ

デンスレベルⅤ）

11) Rodrigues LC, Diwan VK, Wheeler JG. Protective effect of BCG against tuberculosis meningitis and military tuberculosis：A meta-analysis. International J Epidemiol. 1993；22：1154-8.（エビデンスレベルⅠ）
12) 高松　勇．最近のBCG接種の効果をめぐって．結核 1995；70：561-6.（エビデンスレベルⅤ）
13) Lovell DJ, Reiff A, Ilowite NT, et al. Safety and efficacy of up to eight years of continuous etanercept therapy in patients with juvenile rheumatoid arthritis. Arthritis Rheum. 2008；58：1496-504.（エビデンスレベルⅤ）
14) Ruperto N, Lovell DJ, Quartier P, et al. Long-term safety and efficacy of abatacept in children with juvenile idiopathic arthritis. Arthritis Rheum. 2010；62：1792-802.（エビデンスレベルⅤ）
15) Abe T, Homma M. Immunological reactivity in patients with systemic lupus erythematosus. Humoral antibody and cellular immune responses. Acta Rheumatol Scand. 1971；17：35-46.（エビデンスレベルⅤ）
16) Kiray E, Kasapcopur O, Bas V, et al. Purified protein derivative response in juvenile idiopathic arthritis. J Rheumatol. 2009；36：2029-32. エビデンスレベルⅢ）
17) Weinstein M. Inflammation at a previous inoculation site：an unusual presentation of Kawasaki disease. Can Med Assoc J. 2006；174：459-60.（エビデンスレベルⅤ）
18) Antony D, Jessy PL. Involvement of BCG scar in Kawasaki disease. Indian Pediatr. 2005；42：83-4.（エビデンスレベルⅤ）

3-5 炎症性腸疾患など慢性消化器疾患児への予防接種

No	クリニカルクエスチョン	ステートメント	推奨グレード	ページ
CQ30	CDDを有する小児において免疫抑制療法はVPDを含む感染症のリスクを伴うか	免疫抑制療法は一般に多彩な感染症のリスクを伴う。その一部にはVPDも含まれ、CDD患児においてVPDを含む感染症のリスクが懸念される	B	99
CQ30a	CDDを有する小児において免疫抑制療法の開始が予見される場合に接種すべき予防接種は何か	1.日本小児科学会が推奨するすべての予防接種を定期・任意接種の接種可能な期間を参考に済ませることが望ましい。同時接種してよい	A	101
		2.水痘ワクチン、麻しん・風しんワクチン、ムンプスワクチンを優先させる。次にB型肝炎、三種混合(DPT)、不活化ポリオワクチン、肺炎球菌、インフルエンザ菌、ヒトパピローマウイルス、日本脳炎ワクチン、年齢・流行状況を加味してインフルエンザワクチンの接種を考慮する	C1	
		3.水痘ワクチンについては免疫抑制療法開始前に2回接種することが望ましい	B	
		4.生ワクチンは免疫抑制療法開始の3週間前まで、免疫抑制療法終了後には3か月以上は空けて接種する。不活化ワクチンは、免疫抑制薬の投与によらず接種可能である	C1	
		5.BCGについては、免疫抑制療法開始前でも接種は注意を要する	B	
		6.日本肝臓学会では、生物学的製剤などを含む免疫抑制療法開始前に、HBs抗原・HBc抗体・HBs抗体のスクリーニングを行うことを提唱している	B	
CQ31	CDDを有する小児に対する免疫抑制療法の開始後に接種可能な予防接種は何か	1.生ワクチンは原則として接種してはいけない	C2	103
		2.不活化ワクチンは接種可能である	B	
CQ31a	CDDを有する小児に対する免疫抑制療法の開始後に接種効果を評価された予防接種はどれか	CDD患児においては少数の報告がB型肝炎ワクチン・A型肝炎ワクチン・インフルエンザワクチン・水痘ワクチンについてある。有効性を確認した報告はほとんどない	C1	104

No	クリニカルクエスチョン	ステートメント	推奨グレード	ページ
CQ32	CDDを有する小児と同居する健康な家族に推奨されるワクチンは何か	健康な家族にほぼすべてのワクチンを安全に接種できる。小児・成人のそれぞれの年齢に応じて接種することが望ましい	B	107
CQ33	インフリキシマブ投与下の母親から出生した児への生ワクチン接種は可能か	インフリキシマブなど生物学的製剤は新生児へ移行するため児は免疫抑制状態にある。生ワクチンは生後6か月頃まで見合わせる	C2	108
CQ34	乳児期発症IBD患者へ生ワクチンを接種してよいか	乳児期・幼児期に発症するIBDでは原発性免疫不全症を疑う必要がある。生ワクチン接種を避けることが望ましい	C2	109

　小児期の炎症性腸疾患(inflammatory bowel disease, IBD)など慢性消化器疾患(chronic digestive disease, CDD)は、その治療に免疫抑制療法を用いることが多く、医原性の免疫不全状態に至りやすい。

　このためCDDを有する小児を感染症から守る努力が求められる。本稿では予防接種によってCDD患児をワクチン予防可能感染症(vaccine preventable disease, VPD)から守る上で必要な最新の知見をガイドラインの形にまとめることとする。本稿は定期的に更新される必要がある。

CQ30：CDDを有する小児において免疫抑制療法はVPDを含む感染症のリスクを伴うか

ステートメント
免疫抑制療法は一般に多彩な感染症のリスクを伴う。その一部にはワクチン予防可能感染症(VPD)も含まれ、CDD患児においてVPDを含む感染症のリスクが懸念される(推奨グレード：B)

背景・解説
・インフリキシマブをはじめとする生物学的製剤の普及で免疫抑制療法は強化されつつあり、これに伴いリスクも増加しつつある[1]。
・TREAT登録研究(N=6,273)によればクローン病患者の重篤な感染症リスクはインフリキシマブ使用と関連していた[2]。
・REACH(クローン病小児60例参加、インフリキシマブを3年間使用)研究でも10%に重篤な呼吸器感染を認めたとしている[3]。
・ESPGHAN Porto groupは成人領域で出された日和見感染(opportunistic infection, OI)防止に関するEuropean Crohn's and Colitis Organisation(ECCO)ガイドライン[4]を参照し、小児に当てはめたコメンタリー(解説)を出している[1]。免疫抑制療法下でmorbidityやmortalityが増加するものに麻疹・肺炎球菌感染症・インフルエンザ・ヒトパピローマウイルス(HPV)感染症・帯状疱疹・B型肝炎がある[4]。例えば、成人のIBDではインフリキシマブ投与下の重篤な水痘初感染例や肺炎球菌肺炎例、de novo hepatitis B(B型肝炎再活性化)の報告がある。このためVPD防止には通

常の予防接種プログラムを完遂するべきである[1,5~7]。
- REACHやそのほかの研究では敗血症、帯状疱疹、*L. monocytogenes*髄膜炎、EBV関連リンパ増殖性疾患、ヒストプラズマ感染症、ニューモシスティス肺炎などの報告がある[1,2,6,8,9]。
- 製薬産業の出資する、欧米の小児IBD 5,000例を目標としたDEVELOP登録研究が2008年に開始されている。半数はインフリキシマブ投与例となる見込みである[1]。
- 成人へのトランジションの際は予防接種既往に関する情報を消化器内科医へまとめて伝えることが望ましい[1]。

文献検索

参考文献は、PubMedで以下の予備検索を行った。(2013.5.1)
1) (serious infection) AND (CDD) = 194件中、標題が関連するものは91件、意義あるものは31件、うち小児関連は4件。
2) (immunization[Mesh Majot Topic]) AND (CDD) = 117件中、標題が関連するものは41件、ことに意味のあるものは8件、小児関連は4件。
3) (vaccine preventable disease) AND (CDD) = 21件、標題が関連するもの15件。意味のあるものは上記で抽出されたものと重複。

以上から「免疫抑制療法」に関する記載のあるものをハンドサーチし、本稿の目的に最も近い最新の二次資料を選択し、引用ないし記載されている情報を中心にCQとステートメントを作成した。
以上から、全体を俯瞰するため、本稿と関連の深い9件を選択した。

参考文献

1) Veereman-Wauters G, de Ridder L, Veres G, et al. Risk of infection and prevention in pediatric patients with IBD：ESPGHAN IBD Porto Group commentary. J Pediatr Gastroenterol Nutr. 2012；54：830-7.
2) Lichtenstein GR, Feagan BG, Cohen RD, et al. Serious infection and mortality in patients with Crohn's disease：more than 5 years of follow-up in the TREATtm registry. Am J Gastroenterol. 2012；107：1409-22.
3) Hyams J, Walters TD, Crandall W, et al. Safety and efficacy of maintenance infliximab therapy for moderate-to-severe Crohn's disease in children：REACH open-label extension. Curr Med Res Opin. 2011；27：651-62.
4) Rahier JF, many authors, European Crohn's and Colitis Organisation (ECCO). European evidence-based Consensus on the prevention, diagnosis and management of opportunistic infections in inflammatory bowel disease. J Crohns Colitis. 2009；3：47-91.
5) Rahier JF, Moutschen M, Van Gompel A, et al. Vaccinations in patients with immune-mediated inflammatory diseases. Rheumatology (Oxford). 2010；49：1815-27.
6) Sands BE, Cuffari C, Katz J, et al. Guidelines for immunizations in patients with inflammatory bowel disease. Inflamm Bowel Dis. 2004；10：677-92.
7) 田尻 仁, 余田 篤, 友政 剛, 他；日本小児栄養消化器肝臓学会小児クローン病治療ガイドライン作成委員会. 小児クローン病治療ガイドライン. 日児誌. 2013；117：30-7.
8) Hoffman I, Vermeire S, Van Assche G, et al. Infliximab for pediatric Crohn's disease. Drugs Today (Barc). 2008；44：615-28.
9) Friesen CA, Calabro C, Christenson K, et al. Safety of infliximab treatment in pediatric patients with inflammatory bowel disease. J Pediatr Gastroenterol Nutr. 2004；39：265-9.

CQ30a：CDDを有する小児において免疫抑制療法の開始が予見される場合に接種すべき予防接種は何か

ステートメント

1. 日本小児科学会が推奨するすべての予防接種を定期・任意接種の接種可能な期間を参考に済ませることが望ましい。同時接種してよい(推奨グレード：A)
2. 水痘ワクチン、麻しん・風しん(MR)ワクチン、ムンプスワクチンを優先させる。次にB型肝炎、三種混合(DPT)、不活化ポリオワクチン、肺炎球菌(PCV13またはPSV23)、インフルエンザ菌、ヒトパピローマウイルス(HPV)、日本脳炎ワクチン、年齢・流行状況を加味してインフルエンザワクチンの接種を考慮する(推奨グレード：C1)
3. 水痘ワクチンについては免疫抑制療法開始前に2回接種することが望ましい(推奨グレード：B)
4. 生ワクチンは免疫抑制療法開始の3週間前まで、免疫抑制療法終了後には3か月以上は空けて接種する。不活化ワクチンは、免疫抑制薬の投与によらず接種可能である(図)(推奨グレード：C1)
5. BCGについては、免疫抑制療法開始前でも接種は注意を要する(CQ34参照)(推奨グレード：B)
6. 日本肝臓学会では、生物学的製剤などを含む免疫抑制療法開始前に、HBs抗原・HBc抗体・HBs抗体のスクリーニングを行うことを提唱している(推奨グレード：B)

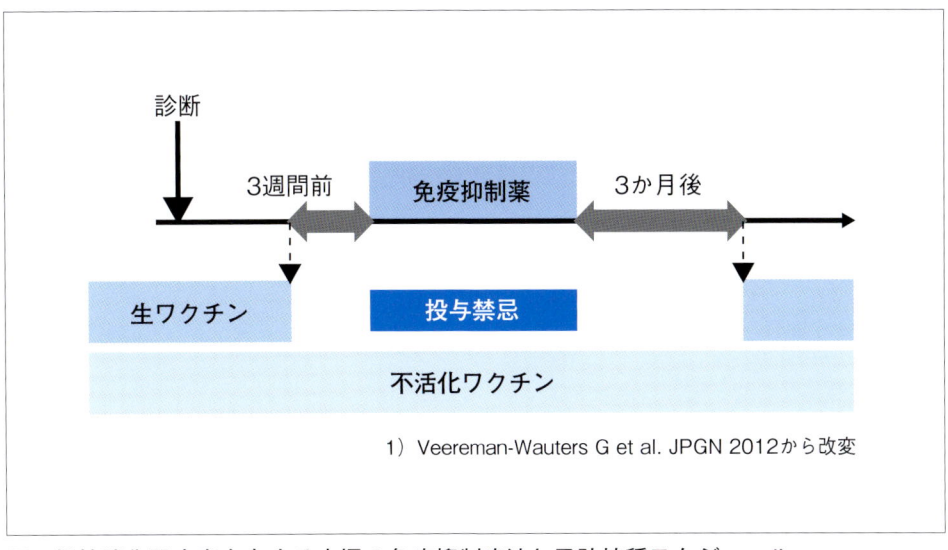

図　慢性消化器疾患を有する小児の免疫抑制療法と予防接種スケジュール

1) Veereman-Wauters G et al. JPGN 2012から改変

背景・解説

- CDDが診断される時期は学童期から思春期が多い。このため乳児期に行われるべき予防接種については、定期接種の接種漏れ・任意接種のうち未接種のものについて接種を検討する[1~3]。
- 母子手帳で接種歴を確認するとともに抗体検査を行い、既往を確認する。特に水痘については接種歴・罹患歴が明らかでない場合、血清抗体価を評価すべきである[4]。

- 生ワクチン、ことに水痘ワクチン、2回目の麻しん・風しん(MR)ワクチン、ムンプスワクチンを優先させる[5,6]。
- 水痘ワクチンは2回接種が望ましい[7]。
  免疫抑制療法前の接種タイミングはECCO、ACIPの提言による[5,6,8]。日本小児栄養消化器肝臓学会からも同様の提言がなされている[4]。
- ワクチン接種に時間を費やす余裕がないことも多いが、症例によっては免疫抑制療法に先立って3〜6週間の栄養療法を採用することでワクチン接種の機会も増加させられるとの指摘がある[5]。
- 乳児期にIBDとして発症する先天性免疫不全症が散見されること(CQ34)、長期にワクチン株が体内で生存することによる。インフリキシマブ投与下において、BCGの結核予防効果に関する研究はない。
- B型肝炎ワクチンを接種する余裕がない場合も、生物学的製剤などを含む免疫抑制療法開始の前には日本肝臓学会の提唱するスクリーニングに留意することが望ましい[9]。また、Seronegative(HBs抗原、HBc抗体、HBs抗体いずれも陰性)の患者には、B型肝炎ワクチンの接種が望まれる[6]。

文献検索

PubMedで予備検索した。(2013.5.1)
1) (serious infection) AND (CDD) = 194件中、標題が関連するものは91件、意義あるものは31件、うち小児関連は4件。
2) (immunization[Mesh Majot Topic]) AND (CDD) = 117件中、標題が関連するものは41件、ことに意味のあるものは8件、小児関連は4件。
3) (vaccine preventable disease) AND (CDD) = 21件、標題が関連するもの15件。意味のあるものは上記で抽出されたものと重複。

CQ30で選択した参考文献とともに、わが国における予防接種の現状を含めるため、日本小児科学会の推奨を参照するとともに医中誌webを検索した。(接種率/AL) and (PT=会議録除く) and (全国/AL) = 84件、うち最新で重要と思われた2件を選択。さらに本委員会の臓器移植患者に対する予防接種ガイドラインを参照し、移植術前の予防接種に準じた形をとり整合性を求めた。

参考文献

1) 日本小児科学会. 日本小児科学会が推奨する予防接種スケジュール2013年4月1日版. http://www.jpeds.or.jp/saisin/saisin_110427.pdf
2) 高山直秀, 崎山 弘, 岡部信彦, 他. 2011年全国BCGワクチン, 経口生ポリオワクチン, DPT3種混合ワクチン累積接種率調査報告. 日医師会誌. 2012；141：1549-55.
3) 高山直秀, 崎山 弘, 岡部信彦, 他. 麻疹・風疹混合ワクチン1期および2期接種の全国累積接種率調査2011年の調査結果. 日医師会誌. 2012；141：1284-8.
4) 田尻 仁, 余田 篤, 友政 剛, 他；日本小児栄養消化器肝臓学会小児クローン病治療ガイドライン作成委員会. 小児クローン病治療ガイドライン. 日児誌. 2013；117：30-7.
5) Veereman-Wauters G, de Ridder L, Veres G, et al. Risk of infection and prevention in pediatric patients with IBD：ESPGHAN IBD Porto Group commentary. J Pediatr Gastroenterol Nutr. 2012；54：830-7.
6) Rahier JF, Moutschen M, Van Gompel A, et al. Vaccinations in patients with immune-mediated inflammatory diseases. Rheumatology (Oxford). 2010；49：1815-27.
7) 前田明彦, 藤枝幹也, 脇口 宏. 水痘ワクチンの2回接種の必要性(解説/特集). 日医師会誌. 2009；138：694-6.
8) Kroger AT, Atkinson WL, Marcuse EK, et al；Advisory Committee on Immunization Practices (ACIP) Centers for Disease Control and Prevention (CDC). General recommendations on

immunization: recommendations of the Advisory Committee on Immunization Practices (ACIP). MMWR Recomm Rep. 2006；55：1-48.
9) 坪内博仁, 熊田博光, 清澤研道, 他. 免疫抑制・化学療法により発症するB型肝炎対策—厚生労働省「難治性の肝・胆道疾患に関する調査研究」班　劇症肝炎分科会および「肝硬変を含めたウイルス性肝疾患の治療の標準化に関する研究」班合同報告—. 肝臓. 2009；50：38-42.

CQ31：CDDを有する小児に対する免疫抑制療法の開始後に接種可能な予防接種は何か

ステートメント
1．生ワクチンは原則として接種してはいけない（推奨グレード：C2）
2．不活化ワクチンは接種可能である（推奨グレード：B）

背景・解説
・IBDなどが急性に発症した場合は予防接種をする時間的余裕がないことも多い。臨床的にはしばしば免疫抑制療法開始後の予防接種の可否が問われる。
・生ワクチンはインフリキシマブなどを用いた免疫抑制療法開始後は、原則的に適応ではないと思われる[1~3]。ことにBCGは不適切であろう。ただし、少数例だがIBDでも水痘ワクチンを接種した報告が出始めている[4]。近年、免疫抑制状態での生ワクチン接種については、血液疾患や固形臓器移植患者での効果と副反応に関する知見が増加しつつあり、本委員会のそれぞれの分野のガイドラインを参照されたい。
・不活化ワクチンは効果が減弱するとはいえ接種可能であり、利益があると推定されている[1,2]。接種するべき抗原量はいまだ明確でない。
・なお、有意の免疫抑制に該当するのがどのような状態かは必ずしも精密に定義されていない。

　ステロイドについて、米国のガイドラインなどに「2mg/kg/日（20mg/日）以上かつ2週間以上」で生ワクチンを用いるべきでないという記載がある。その根拠は生ワクチンである黄熱ワクチンを成人に用いた場合の観察による[5,6]。英仏や1990年の米国には同ワクチンについて10mgを境とする記載がある[7]。このほか、71の臨床試験を通算してステロイドの投与量と合併症の関連を検討した報告があり、10mg以下または累積700mg以下では感染症のリスクは増加しないが、それ以上ではプラセボ群でもリスクが増加するとしている[8]。これは治療対象の原疾患の重症度が増すためと解釈されている。

　アザチオプリンまたは6-MPの使用は小児クローン病の診療では標準的であり[1]、免疫抑制療法の一部である。2剤以上の免疫抑制薬を併用した場合や、生物学的製剤を使用している状態では明らかな免疫抑制状態と考えるべきである。

文献検索
PubMedを予備検索した。（2013.5.1）
1) (serious infection) AND (CDD) =194件中、標題が関連するものは91件、意義あるものは31件、うち小児関連は4件。
2) (immunization[Mesh Majot Topic]) AND (CDD) =117件中、標題が関連するものは41件、ことに意

味のあるものは8件、小児関連は4件。
3）（vaccine preventable disease）AND（CDD）＝21件、標題が関連するもの15件。意味のあるものは上記で抽出されたものと重複。免疫抑制下の予防接種について、予備検索で得られた総説を中心とし、総説に引用された文献を加えて8件を選択。

参考文献

1) Veereman-Wauters G, de Ridder L, Veres G, et al. Risk of infection and prevention in pediatric patients with IBD：ESPGHAN IBD Porto Group commentary. J Pediatr Gastroenterol Nutr. 2012；54：830-7.
2) Rahier JF, Moutschen M, Van Gompel A, et al. Vaccinations in patients with immune-mediated inflammatory diseases. Rheumatology（Oxford）. 2010；49：1815-27.
3) 田尻　仁, 余田　篤, 友政　剛, 他；日本小児栄養消化器肝臓学会小児クローン病治療ガイドライン作成委員会. 小児クローン病治療ガイドライン. 日児誌. 2013；117：30-7.
4) Lu Y, Bousvaros A. Varicella vaccination in children with inflammatory bowel disease receiving immunosuppressive therapy. J Pediatr Gastroenterol Nutr. 2010；50：562-5.
5) Kernéis S, Launay O, Ancelle T, et al. Safety and immunogenicity of yellow fever 17D vaccine in adults receiving systemic corticosteroid therapy：An observational cohort study. Arthritis Care Res（Hoboken）. 2013；65：1522-8.
6) Cetron MS, Marfin AA, Julian KG, et al. Yellow fever vaccine. Recommendations of the Advisory Committee on Immunization Practices（ACIP）, 2002. MMWR Recomm Rep. 2002；51：1-11.
7) Yellow fever vaccine. Recommendations of the Immunization Practices Advisory Committee（ACIP）. MMWR Recomm Rep. 1990；39：1-6.
8) Stuck AE, Minder CE, Frey FJ. Risk of infectious complications in patients taking glucocorticosteroids. Rev Infect Dis. 1989；11：954-63.

CQ31a：CDDを有する小児に対する免疫抑制療法の開始後に接種効果を評価された予防接種はどれか

ステートメント
CDD患児においては少数の報告がB型肝炎ワクチン・A型肝炎ワクチン・インフルエンザワクチン・水痘ワクチンについてある。有効性を確認した報告はほとんどない（推奨グレード：C1）

背景・解説

- 小児かつIBDという条件では、予防接種の介入研究はほとんどない[1〜4]。固形臓器移植・造血幹細胞移植・そのほか悪性疾患・リウマチ性疾患など他分野で進んできた結果から類推していくことが当面可能なことであり、本委員会のそれぞれの分野のガイドラインを参照されたい。
- B型またはA型肝炎の成人自己免疫性肝炎（AIH）における発生率は1,000人年当たり1.4または1.3であった[5]。小児IBDでのB型ないしA型肝炎ワクチン接種による介入研究ではインフリキシマブ投与例で抗体価が低くなることが観察されている[6〜8]。成人IBDではワクチンの倍量投与などの工夫が報告されている[9,10]。免疫抑制療法がワクチン効果に影響することが判明しているので、不活化ワクチンの抗原量や接種回数を増加させて応答を改善することが課題として残されている。その他、成人でA型肝炎ワクチン接種後のAIH発生報告例がある[11]。
- インフリキシマブ投与下で、de novo hepatitis B（B型肝炎再活性化）が報告されている。劇症化の恐れもあり、日本肝臓学会ではHBc抗体陽性例に対して免疫抑制療法を行う場合に定期的に

HBV DNAなどの検査を行うことを提唱している[12]。
- インフルエンザについては小児IBDでも、季節性・パンデミックともに接種して評価した報告が見られる[13～16]。インフリキシマブ使用例で抗体価の低値が目立つ[15, 16]。成人IBDでも同様の傾向である[17～19]。成人では非接種例で重症例が見られる[20]。接種例で原疾患の増悪は見られなかったとする報告[17, 18]と、見られたとする症例報告[21]がある。
- IBD小児に水痘ワクチンを投与した報告[22]がある。免疫抑制療法開始前の抗体陽性率は77％であったとの報告[23]がある。
- IBDの女性では、HPVに関連した子宮頸部異形成が一般女性に比べて多いとする報告がある。そのため、欧米ではHPVワクチンを接種すべきとの意見がある[24]。一方で、接種後にAIHを発症した健康であった例の報告がある[25]。
- 肺炎球菌ワクチン接種のデータは成人IBDに依存している[26, 27]。おおむね免疫抑制下では抗体価は低い。しかし、アザチオプリンは免疫抑制薬であるが、投与前に接種した肺炎球菌ワクチン抗体価、投与開始後に接種したインフルエンザ桿菌ワクチン抗体価ともに有効な上昇を認めたとする報告もある[28]。
- 成人IBDで麻疹・風疹・ムンプスの抗体価をまとめて調べた報告がある[29]。いずれも低値を示していた。
- 上記以外の情報はCDD以外の疾患に対する接種の情報に依存している。本委員会の他疾患のガイドラインを参照されたい。

文献検索

PubMedを予備検索した。(2013.5.1)
1) (serious infection) AND (CDD) = 194件中、標題が関連するものは91件、意義あるものは31件、うち小児関連は4件。
2) (immunization[Mesh Majot Topic]) AND (CDD) = 117件中、標題が関連するものは41件、ことに意味のあるものは8件、小児関連は4件。
3) (vaccine preventable disease) AND (CDD) = 21件、標題が関連するもの15件。意味のあるものは上記で抽出されたものと重複。

得られた免疫抑制下の予防接種に関する文献のうち、各ワクチンに記載のある文献23件を中心とし、CQ2の総説4件を加えてCQとステートメントを作成した。

参考文献

1) Veereman-Wauters G, de Ridder L, Veres G, et al. Risk of infection and prevention in pediatric patients with IBD: ESPGHAN IBD Porto Group commentary. J Pediatr Gastroenterol Nutr. 2012; 54: 830-7.
2) Rahier JF, Moutschen M, Van Gompel A, et al. Vaccinations in patients with immune-mediated inflammatory diseases. Rheumatology (Oxford). 2010; 49: 1815-27.
3) Wasan SK, Baker SE, Skolnik PR, et al. A practical guide to vaccinating the inflammatory bowel disease patient. Am J Gastroenterol. 2010; 105: 1231-8.
4) Crawford NW, Catto-Smith AG, Oliver MR, et al. An Australian audit of vaccination status in children and adolescents with inflammatory bowel disease. BMC Gastroenterol. 2011; 11: 87.
5) Wörns MA, Teufel A, Kanzler S, et al. Incidence of HAV and HBV infections and vaccination rates in patients with autoimmune liver diseases. Am J Gastroenterol. 2008; 103: 138-46.
6) Moses J, Alkhouri N, Shannon A, et al. Hepatitis B immunity and response to booster vaccination in children with inflammatory bowel disease treated with infliximab. Am J Gastroenterol. 2012;

7) Radzikowski A, Banaszkiewicz A, Łazowska-Przeorek I, et al. Immunogenecity of hepatitis A vaccine in pediatric patients with inflammatory bowel disease. Inflamm Bowel Dis. 2011 ; 17 : 1117-24.
  8) Beran J, Dedek P, Stepánová V, et al. Safety and immunogenicity of a combined vaccine against hepatitis A and B in patients with autoimmune hepatitis. Cent Eur J Public Health. 2005 ; 13 : 20-3.
  9) Gisbert JP, Villagrasa JR, Rodríguez-Nogueiras A, et al. Efficacy of hepatitis B vaccination and revaccination and factors impacting on response in patients with inflammatory bowel disease. Am J Gastroenterol. 2012 ; 107 : 1460-6.
 10) Gisbert JP, Menchén L, García-Sánchez V, et al. Comparison of the effectiveness of two protocols for vaccination (standard and double dosage) against hepatitis B virus in patients with inflammatory bowel disease. Aliment Pharmacol Ther. 2012 ; 35 : 1379-85.
 11) Berry PA, Smith-Laing G. Hepatitis A vaccine associated with autoimmune hepatitis. World J Gastroenterol. 2007 ; 13 : 2238-9.
 12) 坪内博仁, 熊田博光, 清澤研道, 他. 免疫抑制・化学療法により発症するB型肝炎対策―厚生労働省「難治性の肝・胆道疾患に関する調査研究」班　劇症肝炎分科会および「肝硬変を含めたウイルス性肝疾患の治療の標準化に関する研究」班合同報告―. 肝臓. 2009 ; 50 : 38-42.
 13) deBruyn JC, Hilsden R, Fonseca K, et al. Immunogenicity and safety of influenza vaccination in children with inflammatory bowel disease. Inflamm Bowel Dis. 2012 ; 18 : 25-33.
 14) Romanowska M, Banaszkiewicz A, Nowak I, et al. Immunization against influenza during the 2005/2006 epidemic season and the humoral response in children with diagnosed inflammatory bowel disease (IBD). Med Sci Monit. 2010 ; 16 : CR433-9.
 15) Lu Y, Jacobson DL, Ashworth LA, et al. Immune response to influenza vaccine in children with inflammatory bowel disease. Am J Gastroenterol. 2009 ; 104 : 444-53.
 16) Mamula P, Markowitz JE, Piccoli DA, et al. Immune response to influenza vaccine in pediatric patients with inflammatory bowel disease. Clin Gastroenterol Hepatol. 2007 ; 5 : 851-6.
 17) Molnar T, Farkas K, Jankovics I, et al. Appropriate response to influenza A (H1N1) virus vaccination in patients with inflammatory bowel disease on maintenance immunomodulator and/or biological therapy. Am J Gastroenterol. 2011 ; 106 : 370-2.
 18) Rahier JF, Papay P, Salleron J, et al ; European Crohn's and Colitis Organisation (ECCO). H1N1 vaccines in a large observational cohort of patients with inflammatory bowel disease treated with immunomodulators and biological therapy. Gut. 2011 ; 60 : 456-62.
 19) Cullen G, Bader C, Korzenik JR, et al. Serological response to the 2009 H1N1 influenza vaccination in patients with inflammatory bowel disease. Gut. 2012 ; 61 : 385-91.
 20) Rahier JF, Papay P, Salleron J, et al. Influenza A (H1N1)v infection in patients with inflammatory bowel disease : a case series. Aliment Pharmacol Ther. 2011 ; 33 : 499-500.
 21) Fields SW, Baiocco PJ, Korelitz BI. Influenza vaccinations : should they really be encouraged for IBD patients being treated with immunosuppressives? Inflamm Bowel Dis. 2009 ; 15 : 649-51.
 22) Lu Y, Bousvaros A. Varicella vaccination in children with inflammatory bowel disease receiving immunosuppressive therapy. J Pediatr Gastroenterol Nutr. 2010 ; 50 : 562-5.
 23) Ansari F, Baker RD, Patel R, et al. Varicella immunity in inflammatory bowel disease. J Pediatr Gastroenterol Nutr. 2011 ; 53 : 386-8.
 24) Al-Bawardy B, Fine S, Lafond J, et al. Missing cohort : Inflammatory bowel disease patients at increased risk for cervical dysplasia may be undervaccinated for HPV. Inflamm Bowel Dis. 2012 ; 18 : 797.
 25) Della Corte C, Carlucci A, Francalanci P, et al. Autoimmune hepatitis type 2 following anti-papillomavirus vaccination in a 11-year-old girl. Vaccine. 2011 ; 29 : 4654-6.
 26) Fiorino G, Peyrin-Biroulet L, Naccarato P, et al. Effects of immunosuppression on immune

response to pneumococcal vaccine in inflammatory bowel disease : a prospective study. Inflamm Bowel Dis. 2012 ; 18 : 1042-7.
27) Melmed GY, Agarwal N, Frenck RW, et al. Immunosuppression impairs response to pneumococcal polysaccharide vaccination in patients with inflammatory bowel disease. Am J Gastroenterol. 2010 ; 105 : 148-54.
28) Dotan I, Werner L, Vigodman S, et al. Normal response to vaccines in inflammatory bowel disease patients treated with thiopurines. Inflamm Bowel Dis. 2012 ; 18 : 261-8.
29) Bernstein CN, Rawsthorne P, Blanchard JF. Population-based case-control study of measles, mumps, and rubella and inflammatory bowel disease. Inflamm Bowel Dis. 2007 ; 13 : 759-62.

CQ32：CDDを有する小児と同居する健康な家族に推奨されるワクチンは何か

ステートメント

健康な家族にほぼすべてのワクチンを安全に接種できる。小児・成人のそれぞれの年齢に応じて接種することが望ましい（推奨グレード：B）

背景・解説

- 免疫抑制療法下では生ワクチンが投与できないこと、不活化ワクチンを用いる疾患にあっても抗体陽性率・有効率などが健常児に比較して低いことなどから、herd immunityの向上がCDD患児を守る上で重要である[1〜3]。ことに同居する健康な家族には年齢に応じた予防接種をできるだけ行う[1,3,4]。
- 経口生ポリオワクチンは、接種を受けていない家族にワクチン関連弛緩性ポリオ（vaccine-associated paralytic poliomyelitis, VAPP）が起きるために用いられなくなった[5,6]。ことに免疫抑制療法を受けているCDD患児の家族には接種すべきではないが、国内の定期接種が不活化ポリオワクチンに移行し[7]、ほぼ接種されなくなっている。
- MMRワクチン株の家族への伝搬は見られず、水痘ワクチン株でも稀である[5]。
- ロタウイルスワクチン株の排泄による感染リスクは野生株による感染リスクに比較して大幅に低い[8]。しかし、ワクチン投与を受けた児の便を扱う際の手の衛生には少なくとも1週間注意を払う必要がある[8,9]。

文献検索

PubMedを予備検索した。（2013.5.1）
1) (serious infection) AND (CDD) = 194件中、標題が関連するものは91件、意義あるものは31件、うち小児関連は4件。
2) (immunization[Mesh Majot Topic]) AND (CDD) = 117件中、標題が関連するものは41件、ことに意味のあるものは8件、小児関連は4件。
3) (vaccine preventable disease) AND (CDD) = 21件、標題が関連するもの15件。意味のあるものは上記で抽出されたものと重複。

予備検索で得られた総説を中心に、総説に引用された文献を加えて6件を選択。ポリオワクチンに関する歴史的経緯を反映するため2文献を追加し、CQとステートメントを作成。このCQは2つのPICOを内包したが、網羅的検索では到達できず、ハンドサーチによった。

参考文献

1) Veereman-Wauters G, de Ridder L, Veres G, et al. Risk of infection and prevention in pediatric patients with IBD：ESPGHAN IBD Porto Group commentary. J Pediatr Gastroenterol Nutr. 2012；54：830-7.
2) Rahier JF, many authors, European Crohn's and Colitis Organisation (ECCO). European evidence-based Consensus on the prevention, diagnosis and management of opportunistic infections in inflammatory bowel disease. J Crohns Colitis. 2009；3：47-91.
3) Rahier JF, Moutschen M, Van Gompel A, et al. Vaccinations in patients with immune-mediated inflammatory diseases. Rheumatology (Oxford). 2010；49：1815-27.
4) Kroger AT, Atkinson WL, Marcuse EK, et al；Advisory Committee on Immunization Practices (ACIP) Centers for Disease Control and Prevention (CDC). General recommendations on immunization：recommendations of the Advisory Committee on Immunization Practices (ACIP). MMWR Recomm Rep. 2006；55：1-48.
5) Centers for Disease Control and Prevention (CDC). Paralytic poliomyelitis--United States, 1980-1994. MMWR Morb Mortal Wkly Rep. 1997 31；46：79-83.
6) Centers for Disease Control and Prevention (CDC). Notice to Readers：Recommendations of the Advisory Committee on Immunization Practices：Revised Recommendations for Routine Poliomyelitis Vaccination. MMWR Morb Mortal Wkly Rep. 1999 16；48：590.
7) 厚生労働省. 厚生労働省 予防接種情報 ポリオワクチン. http：//www.mhlw.go.jp/bunya/kenkou/polio/
8) Anderson EJ. Rotavirus vaccines：viral shedding and risk of transmission. Lancet Infect Dis. 2008；8：642-9.
9) Parashar UD, Alexander JP, Glass RI；Advisory Committee on Immunization Practices (ACIP), Centers for Disease Control and Prevention (CDC). Prevention of rotavirus gastroenteritis among infants and children. Recommendations of the Advisory Committee on Immunization Practices (ACIP). MMWR Recomm Rep. 2006；55：1-13.

CQ33：インフリキシマブ投与下の母親から出生した児への生ワクチン接種は可能か

ステートメント

インフリキシマブなど生物学的製剤は新生児へ移行するため児は免疫抑制状態にある。生ワクチンは生後6か月頃まで見合わせる(推奨グレード：C2)

背景・解説

インフリキシマブはIgG$_1$抗体、またアダリムマブはIgG$_4$抗体であり、第2〜3三半期には児へ向けて胎盤を能動的に輸送される可能性がある[1,2]。実際、出生時には母体血中より高い濃度のインフリキシマブ、アダリムマブが児から検出されている。半減期も母体におけるより長い[3,4]。インフリキシマブ投与を受けていた母から出生した児について、生後3か月でBCG接種を受け4.5か月で死亡したとの報告が英国から出されている[2]。なお、授乳には支障ないとされている[1]。

文献検索

参考文献は、PubMedで以下の予備検索を行った。(2013.5.1)
1)(serious infection) AND (CDD) = 194件中、標題が関連するものは91件、意義あるものは31件、う

ち小児関連は4件。
2）（immunization[Mesh Majot Topic]）AND（CDD）= 117件中、標題が関連するものは41件、ことに意味のあるものは8件、小児関連は4件。
3）（vaccine preventable disease）AND（CDD）= 21件、標題が関連するもの15件。意味のあるものは上記で抽出されたものと重複。

予備検索された総説と症例報告を中心とし、総説に引用された文献を加えて5件を選択。CDD患児への予防接種ではないが、免疫抑制療法に関連した予防接種により重篤な結果を招くことは本稿に関連が深く、免疫抑制療法をCDD患児に行う場合に必要な知識と考えたためCQを作成した。症例報告に依存し、ハンドサーチによった。

参考文献

1) Vasiliauskas EA, Church JA, Silverman N, et al. Case report：evidence for transplacental transfer of maternally administered infliximab to the newborn. Clin Gastroenterol Hepatol. 2006；4：1255-8.
2) Cheent K, Nolan J, Shariq S, et al. Case Report：Fatal case of disseminated BCG infection in an infant born to a mother taking infliximab for Crohn's disease. J Crohns Colitis. 2010；4：603-5.
3) Mahadevan U, Cucchiara S, Hyams JS, et al. The London Position Statement of the World Congress of Gastroenterology on Biological Therapy for IBD with the European Crohn's and Colitis Organisation：pregnancy and pediatrics. Am J Gastroenterol. 2011；106：214-23.
4) Mahadevan U, Wolf DC, Dubinsky M, et al. Placental Transfer of Anti-Tumor Necrosis Factor Agents in Pregnant Patients With Inflammatory Bowel Disease.Clin Gastroenterol Hepatol. 2013；11：286-92.

CQ34：乳児期発症IBD患者へ生ワクチンを接種してよいか

ステートメント

乳児期・幼児期に発症するIBDでは原発性免疫不全症を疑う必要がある。生ワクチン接種を避けることが望ましい（推奨グレード：C2）

背景・解説

自然免疫や自己炎症性疾患の理解が深まるとともに先天性免疫不全症の疾患概念が拡大しており、乳児期発症のIBD、ことに早期発症（very early-onset, VEO）するクローン病類似の疾患が免疫不全症の部分症状であったと後に診断されることが増加してきた[1~6]。文献7）をもとにした表に乳児期から小児期にIBD類似の症状を示し得る疾患を例示する[2,3,5~12,14,18,21~26]。この疾患リストは急速に拡張が続いている[1~8,11,13,15~20]。これらはしばしばアレルギー性腸炎とも名付けられやすい[2,3]。

こうした免疫不全症は、もともと生ワクチン、ことにBCG接種が禁忌とされている。実際、NEMO異常症でBCG接種を受け全身性のBCG感染症をきたした症例が報告されている[23]。インフリキシマブ投与下の母から生まれた新生児のBCGによる死亡例も、こうした遺伝的背景を疑い得る[27]。

原発性免疫不全症の確定診断は必ずしも容易でなく、生ワクチン接種についても免疫不全症を専門とする施設に連絡を取って方針を定める必要がある（連絡先は文献28）。

第3章 原発性および続発性免疫不全状態

表 乳児期から小児期にIBD類似の症状を示す原発性免疫不全症

疾患名	文献
1. 複合型免疫不全症	
重症複合型免疫不全症（SCID）	6
Artemis欠損症	21
CD40リガンド欠損症（Hyper-IgM syndrome）	6
MHCクラスII欠損症	9
DiGeorge 症候群	10
2. 免疫不全を伴うよく記載された症候群	
Wiskott-Aldrich症候群（WAS）	3, 5, 6, 10, 24
Dyskeratosis Congenita（DKC）	5
3. 主に抗体が欠乏する疾患	
BTK欠損症など	6
CD40リガンド欠損症（Hyper-IgM syndrome）など	6
選択的IgA欠損症	6
4. 免疫調節障害	
Chédiak-Higashi症候群	26
XIAP 欠損症	5
Autoimmune polyendocrinopathy with candiasis and ectodermal dystrophy（APECED）	8
Immune dysregulation, polyendocrinopathy, enteropathy, X-linked（IPEX）syndrome	5, 6
5. 食細胞の数ないし機能の先天的異常	
慢性肉芽腫症（Chronic granulomatous disease, CGD）	2, 3, 5, 6, 12, 24, 25
糖原病Ib型（GSD-1b）	3
6. 自然免疫不全症	
NEMO異常症	6, 23
7. 自己炎症性疾患	
Early-onset inflammatory bowel disease（Mutation in IL-10 or IL-10 receptor）	5, 9, 11, 18-20
8. 補体欠損症	
記載はまだない。	
*分類にはさらに情報を必要とするもの	
分類不能型免疫不全症（CVID）	5, 6, 14
IL-6プロモーターの異常	22

文献検索

新たにPubMedを検索。（2013.5.1）
（primary immunodeficiency）AND（inflammatory bowel disease［MeSH Major Topic］）= 35件、（early-onset）AND（inflammatory bowel disease［MeSH Major Topic］）= 132件。このうち標題から関連のある27件を選択。CQは症例報告に依存し、ハンドサーチによった。

参考文献

1) Hisamatsu T, Kanai T, Mikami Y, et al. Immune aspects of the pathogenesis of inflammatory bowel disease. Pharmacol Ther. 2013；137：283-97.
2) Vinh DC, Behr MA. Crohn's as an immune deficiency：from apparent paradox to evolving paradigm. Expert Rev Clin Immunol. 2013；9：17-30.
3) Glocker E, Grimbacher B. Inflammatory bowel disease：is it a primary immunodeficiency? Cell Mol Life Sci. 2012；69：41-8.
4) Bianco AM, Zanin V, Girardelli M, et al. A common genetic background could explain early-onset Crohn's disease. Med Hypotheses. 2012；78：520-2.

5) Denson LA. How does knowledge from translational research impact our clinical care of pediatric inflammatory bowel disease patients? Curr Gastroenterol Rep. 2012；14：275-81.
6) Kobrynski LJ, Mayer L. Diagnosis and treatment of primary immunodeficiency in patients with gastrointestinal symptoms. Clin Immunol. 2011；139：238-48.
7) Al-Herz W, Bousfiha A, Casanova JL, et al. Primary immunodeficiency diseases：an update on the classification from the international union of immunological societies expert committee for primary immunodeficiency. Front Immunol. 2011；2：54.
8) Gentile NM, Murray JA, Pardi DS. Autoimmune enteropathy：a review and update of clinical management. Curr Gastroenterol Rep. 2012；14：380-85.
9) Canioni D, Patey N, Cuenod B, et al. Major histocompatibility complex class II deficiency needs an early diagnosis：report of a case. Pediatr Pathol Lab Med. 1997；17：645-51.
10) Verma S, Sharma PK, Sivanandan S, et al. Spectrum of Primary Immune Deficiency at a Tertiary Care Hospital. Indian J Pediatr. 2008；75：143-48.
11) Kotlarz D, Beier R, Murugan D, et al. Loss of interleukin-10 signaling and infantile inflammatory bowel disease：implications for diagnosis and therapy. Gastroenterology. 2012；143：347-55.
12) Muise AM, Xu W, Guo CH, et al. NADPH oxidase complex and IBD candidate gene studies：identification of a rare variant in NCF2 that results in reduced binding to RAC2. Gut. 2012；61：1028-35.
13) Koslowski MJ, Teltschik Z, Beisner J, et al. Association of a functional variant in the Wnt co-receptor LRP6 with early onset ileal Crohn's disease. PLoS Genet. 2012；8：e1002523.
14) Agarwal S, Smereka P, Harpaz N, et al. Characterization of immunologic defects in patients with common variable immunodeficiency（CVID）with intestinal disease. Inflamm Bowel Dis. 2011；17：251-9.
15) Begue B, Verdier J, Rieux-Laucat F, et al. Defective IL10 signaling defining a subgroup of patients with inflammatory bowel disease. Am J Gastroenterol. 2011；106：1544-55.
16) Chamaillard M, Dessein R. Defensins couple dysbiosis to primary immunodeficiency in Crohn's disease. World J Gastroenterol. 2011 7：17：567-71.
17) Hayee B, Rahman FZ, Sewell G, et al. Crohn's disease as an immunodeficiency. Expert Rev Clin Immunol. 2010；6：585-96.
18) Glocker EO, Kotlarz D, Klein C, et al. IL-10 and IL-10 receptor defects in humans. Ann N Y Acad Sci. 2011；1246：102-7.
19) Glocker EO, Frede N, Perro M, et al. Infant colitis--it's in the genes. Lancet. 2010 9：376：1272.
20) Glocker EO, Kotlarz D, Boztug K, et al. Inflammatory bowel disease and mutations affecting the interleukin-10 receptor. N Engl J Med. 2009 19：361：2033-45.
21) Rohr J, Pannicke U, Döring M, Schmitt-Graeff A, et al. Chronic inflammatory bowel disease as key manifestation of atypical ARTEMIS deficiency. J Clin Immunol. 2010；30：314-20.
22) Sagiv-Friedgut K, Karban A, Weiss B, et al. Early-onset Crohn disease is associated with male sex and a polymorphism in the IL-6 promoter. J Pediatr Gastroenterol Nutr. 2010；50：22-6.
23) Enkai S, Miyakawa T, Kondou S, et al. A case of disseminated BCG infection found during treatment of an infant with Crohn's disease. Kekkaku. 2009；84：597-603.
24) Cannioto Z, Berti I, Martelossi S, et al. IBD and IBD mimicking enterocolitis in children younger than 2 years of age. Eur J Pediatr. 2009；168：149-55.
25) Rahman FZ, Marks DJ, Hayee BH, et al. Phagocyte dysfunction and inflammatory bowel disease. Inflamm Bowel Dis. 2008；14：1443-52.
26) Ishii E, Matui T, Iida M, et al. Chediak-Higashi syndrome with intestinal complication. Report of a case. J Clin Gastroenterol. 1987；9：556-8.
27) Cheent K, Nolan J, Shariq S, et al. Case Report：Fatal case of disseminated BCG infection in an infant born to a mother taking infliximab for Crohn's disease. J Crohns Colitis. 2010；4：603-5.
28) 日本免疫不全症研究会. Primary Immunodeficiency Database in Japan. http://pidj.rcai.riken.jp/index.html.

3-6 無脾症および摘脾患者への予防接種

No	クリニカルクエスチョン	ステートメント	推奨グレード	ページ
CQ35	無脾症および摘脾患者における自然感染は健常者に比べて重症化するか	無脾症および摘脾患者では、特に莢膜を有する細菌による劇症型菌血症を発症する可能性が高い。摘脾児の菌血症の頻度や死亡率は健常児の350倍にも及ぶ	B	112
CQ36	予防接種は無脾症および摘脾患者に推奨されるか	無脾症および摘脾患者は、感染症に罹患しやすく重症化も懸念されるため、積極的に予防接種を行うことを推奨する	B	114

CQ35：無脾症および摘脾患者における自然感染は健常者に比べて重症化するか

ステートメント
無脾症および摘脾患者では、特に莢膜を有する細菌による劇症型菌血症を発症する可能性が高い。摘脾児の菌血症の頻度や死亡率は健常児の350倍にも及ぶ（推奨グレードB）

背景と目的
　脾臓は免疫のサーベイランス、クリアランス、調節を担っている。血中の微生物などを貪食するfilter臓器であるだけでなく、IgM（体液中の微生物と結合し食細胞による貪食を亢進させる）産生やtuftsin（好中球やマクロファージの貪食機能を亢進させるガンマグロブリンのfragment）、properdin（補体を活性化させてオプソニン効果を増強させる）などのオプソニンの産生に重要な役割を担っている。また、新生児期の胸腺の成熟に関与している。
　したがって無脾症では、多糖体抗原に対する乏しい抗体反応、tuftsinの産生低下、不十分な貪食能、T細胞の機能低下を呈する[1,2]。無脾症患者における自然感染が健常者に比べて重症化するならば、予防接種を含めた感染予防対策が重要となる。

解　説
　脾臓は敗血症の予防の中心を担っているため、その欠如は重症感染症合併の危険が高くなるが、敗血症を起こしやすい細菌として肺炎球菌が半数を占め、次いでインフルエンザ菌b型（Hib）、大腸菌、髄膜炎菌となっている[3]。生後6か月未満の乳児では、大腸菌とクレブシエラが多い[4]。これらの細菌は表面が多糖体で覆われているためにオプソニンと結合しにくく、食細胞による貪食から逃れる性質を持っている[5]。上記以外では、レンサ球菌、ブドウ球菌、サルモネラ菌群、緑膿菌、マラリア、バベシア症なども菌血症を起こしやすい[a]。3種類の異なった病原体（大腸菌、肺炎球菌、Hib）によって細菌性髄膜炎を反復した症例の報告も見られる[6]。

無脾症患者の免疫能を測定した文献によると血清免疫グロブリンIgG、IgA、IgM値および補体C3、C4値は年齢相当。正常コントロールと比してCD3（54.4±15.6％ vs. 69.0±7.7％, P<0.01）、CD4の割合（41.2±6.1％ vs. 29.1±11.1％, P<0.01）の低下、CD4/CD8比（1.44±0.43 vs. 1.80±0.41, P<0.01）の低下、リンパ球芽球化反応の低下（ConA：29,424±6,382 vs. 65,244±17,111 cpm, P<0.0001, PHA：53,559±34,574 vs. 128,804±27,752 cpm, P<0.025）が見られた。感作された自己赤血球のFcを介した処理能力（網内径のクリアランス）の低下（clearance t1/2 59.0±9.6 vs. 12.5±1.6minutes）も見られた[1]。

無脾症患者における重症感染症の頻度は、ボストン小児病院での報告では先天性無脾症59例中16例（27％）で敗血症を合併している[4]。わが国における全国調査では350例中58例（17％）で69回の重症感染症を認め、その発症頻度は1万患者・年当たり240という結果が得られている[7]。また敗血症に陥ったときの死亡率は50〜70％と高く、特に2歳以下で死亡率が高いと報告されている[3]。

実際、無脾症患者で劇症肺炎球菌敗血症／髄膜炎に陥ると迅速な対応で救命できた報告[8]もあるが、不幸な転帰をとった報告[9〜11]が多い。

American Academy of Pediatrics発行のRed Bookによると、外科的摘出にせよ鎌状赤血球症などの機能的無脾症にせよ先天性無脾症にせよ原因の如何を問わず無脾状態の患者では、特に莢膜を有する細菌による劇症型菌血症を発症する可能性が高い。摘脾児の菌血症の頻度や死亡率は健常児の350倍にも及ぶ。菌血症の危険性は年長児より幼児のほうが高く、摘脾後の期間が短いほどリスクが高い、と記載されている[a]。

腹腔内外傷時でも可能なら脾臓を温存できる摘脾に代わる措置が望ましいし、それと同時に次項で述べる予防接種を積極的に施行したい[b]。また、抗菌薬連日投与による肺炎球菌などの莢膜を有する細菌に対する感染症予防が勧められる[2,3,12]。通常、5歳未満のすべての無脾症患児および摘脾後少なくとも1年間は抗菌薬予防を予防接種に加えて積極的に考慮する[a,c]。発熱時には、血液培養を施行し、抗菌薬静注など直ちに医学的処置を要する[13,a]。

> [検索方法]

検索はPubMed（キーワード：asplenia/asplenia syndrome, vaccine/vaccination, children）で1975年1月から2013年5月までの期間で検索した。また医学中央雑誌（キーワード：無脾症、ワクチン、小児）で2013年5月までの期間で検索した。またハンドサーチで重要な文献を検索した。

> [参考にした二次資料]

a) American Academy of Pediatrics. Immunization in special clinical circumstances. In：Pickering LK, Baker CJ, Kimberlin DW, Long SS, eds. Red Book：2012 Report of the Committee on Infectious Diseases. 29th ed. Elk Grove Village：American Academy of Pediatrics；2012：88-90
b) Pasternack MS. Prevention of sepsis in the asplenic patient. Literature review current through：Jun 2012. This topic last updated：2 2,2012.
c) Author：Joseph C, Turbyville MD；Chief Editor：Harumi Jyonouchi, MD. Pediatric Asplenia Treatment & Management. Medscape REFERENCE Drugs, Diseases & Procedures Updated：Apr 3, 2012.

> [参考文献]

1) Wang JK, Hsieh KH. Immunologic study of the asplenia syndrome. Pediatr Infect Dis J. 1991；10：819-22.（エビデンスレベルⅣ）

2) 小川　潔．無脾症候群．特集・敗血症・敗血症性ショックとDIC：臨床で役立つQ & A小児内科 2010；42：314-7.（エビデンスレベルV）
3) Price VE, Blanchette VS, Ford-Jones EL. The prevention and management of infections in children with asplenia or hyposplenia. Infect Dis Clin North Am 2007, 21：697-710.（エビデンスレベルV）
4) Waldman JD, Rosenthal A, Smith AL, et al. Sepsis and congenital asplenia. J Pediatr. 1997；90：555-9.（エビデンスレベルIV）
5) 中川定明：脾．辻　孝夫編：臓器と免疫，文永堂出版，東京，1992 pp577-628.（エビデンスレベルV）
6) Uchida Y, Matsubara K, Wada T, et al. Recurrent bacterial meningitis by three different pathogens in an isolated asplenic child. J Infect Chemother. 2012；18：576-80.（エビデンスレベルV）
7) 中島多恵，前田　潤，山岸敬幸，他：無脾症，多脾症における重症感染症の疫学．日小循誌 2009；25：221-3.（エビデンスレベルV）
8) 飯嶋重雄，大関武彦．劇症肺炎球菌髄膜炎を契機に診断された単独型無脾症の1例．臨床小児医学 2007；55：21-4.（エビデンスレベルV）
9) 椿　淳子，間　峡介，衣川佳数，他．劇症肺炎球菌敗血症に陥った無脾症候群の1例．小児科 1996；37：1457-60.（エビデンスレベルV）
10) 菅　純二，冨永弘久．肺炎球菌occult bacteremiaにより短時間で不幸な転帰をたどった無脾症の1例．小児科臨床 2011；64：2003-6.（エビデンスレベルV）
11) 長野伸彦，鮎沢　衛，阿部百合子，他．肺炎球菌感染により致死の経過をたどった無脾症候群の2例．日小誌 2012；3：537-41.（エビデンスレベルV）
12) Price VE, Dutta S, Blanchette VS, et al. The prevention and treatment of bacterial infections in children with asplenia or hyposplenia：practice considerations at the Hospital for Sick Children, Toronto. Pediatr Blood Cancer 2006；46：597-603.（エビデンスレベルI）
13) Wong WY. Prevention and management of infection in children with sickle cell anaemia. Paediatr Drugs 2001；3：793-801.（エビデンスレベルI）

CQ36：予防接種は無脾症および摘脾患者に推奨されるか

ステートメント

無脾症および摘脾患者は、感染症に罹患しやすく重症化も懸念されるため、積極的に予防接種を行うことを推奨する（推奨グレードB）

背景と目的

　感染症は心疾患の重症度とともに無脾症および摘脾患者にとって予後を左右する重大な要因である。無脾症および摘脾患者は低免疫状態になることもあり、感染症罹患時には重症化することが懸念される[a]。実際に肺炎球菌感染により死に至った例も散見され[1〜3]、予防接種を含めた感染予防対策は必須と考えられる。一方、低免疫状態である無脾症児に対する予防接種は、接種後の抗体獲得率や抗体価上昇率、抗体価維持率が低い可能性がある[4,5]。それでは無脾症および摘脾患者に対し、予防接種は推奨されるだろうか。

解説

　予防接種には不活化ワクチンと生ワクチンがある。無脾症および摘脾患者を含む低免疫状態では、不活化ワクチンで効果が不十分であったり、生ワクチンで重篤な副反応に至ったりする危険性もあるが、軽度の免疫不全状態ではワクチン接種から得られる利益がリスクを上回っている可能性が高

い[b]。無脾症患者では、特に莢膜を有する細菌による劇症型菌血症を発症する可能性が高いので、適切な抗菌薬予防投与とともにワクチン接種が必須である。推奨ワクチンとして、結合型および多糖体肺炎球菌ワクチン、インフルエンザ菌b型（Hib）ワクチン、髄膜炎菌ワクチンが挙げられる[a]（注：本邦では髄膜炎菌ワクチンは2014年7月に承認され、今後は任意接種として導入予定）。また、毎年のインフルエンザワクチン接種は、細菌の二次感染の可能性を最小限にする意味でも推奨される[c, d]。

1．予防接種の効果

結合型肺炎球菌ワクチンの効果に関しては、まず無脾症患者のみならず社会全体では、いち早く導入された米国において、13価の結合型肺炎球菌ワクチン（PCV13）の定期接種が導入されてから2歳未満の侵襲性肺炎球菌感染症は80％減少し、年長者や成人のワクチンに含まれる血清型の肺炎球菌感染症は90％減少した、と報告されている。同時にペニシリン非感受性肺炎球菌株の保菌者の減少も得られている[a]。スロベニアにおいてもPCV7が無脾症などの基礎疾患を有する患児への侵襲性肺炎球菌感染症罹患の予防に有効である旨の報告がなされている[6]。インフルエンザ菌b型（Hib）ワクチンに関しても同様に侵襲性重症感染症を防御する直接効果＋無症候性保菌者を減少させる間接効果（集団免疫）が得られている。

無脾症患者の抗体価獲得に関する研究では、Mikolueらによると4か月から19歳の30人の無脾症患者に7価の結合型肺炎球菌ワクチン（PCV7）を接種したところ、過去の23価の肺炎球菌多糖体ワクチン（PPSV23）の接種の有無によらず、また先天性無脾症であれ、いかなる理由での摘脾者であれ、また摘脾年齢によらず、ほとんどの患児で7つの血清型のいずれにおいても有効な抗体価上昇が得られたと報告している。また、この研究の対象者には重大な副反応も生じていない[7]。他の論文でも2歳以上の鎌状赤血球症患者に「PCV7（2回）＋PPSV23（1回）」を接種した群のほうが、PPSV23単独接種群よりも副反応の増大はなく、抗体価の有意な上昇が得られたと報告されている[8]。また、PPSV23を接種したことのある無脾症患者にブースターとして3～5年後にPCV7あるいはPPSV23を接種した研究では、PCV7接種群は接種6か月後でも半数以上が4～5つの血清型に対し抗体価の有意な上昇が保持されていたのに対し、PPSV23接種群では半数が3つ未満の血清型しか抗体が保持されていないという結果であった。一方、全身型の副反応はPCV7接種群のほうが高頻度であったが、重篤なものは見られなかった[9]。別の報告では、無脾症の92人にインフルエンザ菌b型（Hib）ワクチンを1回接種したところ97％で抗体価が1.0μg/mL以上となった。54人に「PCV7（2回）＋PPSV23（1回）」の接種を施行したところ、PCV7 1回投与で46％が、PCV7 2回投与で54％が7つの血清型のすべてで抗体価が1.0mg/mL以上となり、90％の患者で7つのうち5つ以上の血清型が抗体価1.0mg/mL以上となった[10]。インフルエンザ菌b型（Hib）に関しては、5歳未満の鎌状赤血球症の小児にHibと髄膜炎菌の混合ワクチンを接種したところ、効果も安全性もコントロール群と同等であったと述べられている[11]。また、ホジキン病で摘脾した9～23歳の患者23名のHibとジフテリアの混合ワクチン接種での検討では、患者群はコントロール群より抗体反応性は低かったが、ほとんどの患者で反応は得られている[12]。無脾症のうち、先天性無脾症や鎌状赤血球症では外傷による摘脾に比べワクチンの反応性が低いという論文も見られる[4]が、比較的最近の論文では、いかなる理由の無脾症もPCV7に対して良好な反応を示している[7, 10]。無脾症患者では2歳未満の児やCVID（分類不能型低ガンマグロブリン血症）患者と同様に、IgM memory（CD27⁺IgM⁺）B細胞やswitch memory（CD27⁺IgM⁻）B細胞が欠如しているために、PPSV23に反応性が低いという論文[13]もあり、本邦でも2歳前後の低年齢層では、3歳8か月以上の年齢層よ

りも肺炎球菌ワクチン接種後の抗体反応性が低いという報告5)がある。ただし、これはPPSV23接種時の報告なので、低年齢層にPCV7あるいはPCV13を使用している現状ではあまり問題にならないと思われる。

2．不活化ワクチン接種時の注意点

　結合型肺炎球菌ワクチンの接種スケジュールは、健康小児のスケジュールを基本にする。米国では健康小児もPCV13の接種スケジュールは、2、4、6および12～15か月、さらに追加免疫として5歳時に接種する。本邦では健康小児はルーチンとしては2013年11月よりPCV13を2、3、4および12～15か月であるが、無脾症や摘脾患者では米国に倣い5歳時追加接種が望ましいと考えられる。2歳以上ではT細胞非依存型の多糖体肺炎球菌ワクチン(PPSV23)も使用できるので、5歳以上ではPCV13かPPSV23のいずれかを接種するc)。他の文献では、無脾症患者は、健康人と異なり、5歳以上でも18歳まではPCV13の単回投与を推奨しているe)。近年、米国のACIPでは、成人無脾症患者に対して結合型と多糖型の両方接種を推奨しているがf)、本邦でも両方接種が可能ならば、まずPCV13を数回接種し、最後のPCV13接種後に少なくとも8週間は空けてPPSV23を接種する。PPSV23の追加接種はさらに3～5年後に施行する。

　Hibワクチンの接種スケジュールも、健康小児と同様に、2、3、4および12～15か月である。健康小児は5歳以上ではルーチンとしての接種は施行されていないが、これまで未接種の無脾症や摘脾患者では単回でも接種しておくことが望ましい14, c)。

　肺炎球菌ワクチンにせよインフルエンザ菌b型(Hib)ワクチンにせよ摘脾手術の予定が決まっている児は、抗体価やオプソニン食細胞機能の上昇を期待して手術の少なくとも2週間前に追加接種をする15)。肺炎球菌では、8週間の間隔をおいて、PCV13とPPSV23の両方接種がより望ましい。緊急で摘脾が施行された場合は、状態が安定した2週間以降に予防接種を行う16, 17)。なお、摘脾患者のPPSV23の接種は健康保険の適応がある。

　毎年のインフルエンザワクチンも健康小児と同様、13歳未満では4週間隔で2回接種を、13歳以上では単回接種を施行する。

　髄膜炎菌ワクチンの接種スケジュールは、米国では少なくとも2歳以上で2か月間隔で2回投与し、その後5年ごとにブースター接種するとされている。インフルエンザ菌b型(Hib)ワクチンと2価の髄膜炎菌ワクチンが混合されたHib-MenCYを使用する場合は、インフルエンザ菌b型(Hib)ワクチン単独と同様のスケジュールで施行するが、髄膜炎菌ワクチンは本邦では2014年7月に承認され、今後は任意接種として導入されると考えられるが現時点では使用経験がないので、詳細は割愛するe)。

　摘脾した遺伝性球状赤血球症患者77例のワクチン接種状況を検討した論文では、上記の推奨ワクチンの接種率は、PCV7で32/77、PPSV23で74/77、Hibで49/77、インフルエンザで67/77、髄膜炎菌ワクチンでMCV4が21/77、MPSV4で60/77で、すべてを施行した人は20/77(26％)とアドヒアランスも十分でなく、ワクチン接種の必要性の啓発も重要と考えられる18)。

　他の不活化ワクチン(DPT、HBV、HAV、HPV、日本脳炎)について言及した論文はほとんど皆無であるが、健常児と同様のスケジュールで接種してよいと考えられる。

3．生ワクチン接種時の注意点

　無脾症および摘脾の児に対する生ワクチン(麻しん、風しん、水痘、ムンプス、ロタウイルス、

BCG)の接種の効果および安全性について確立したエビデンスは存在しない。これまで重篤な副反応の報告もなく、基本的には制限なしと考えてよい。米国では生のインフルエンザワクチンは禁忌としているが、本邦では現時点では使用されていないので問題とはならない。リスクとベネフィットを考慮し、十分なインフォームドコンセントを行った上で接種することが望ましい。接種スケジュールは、健康小児のスケジュールを基本にする。健常者よりは細胞性免疫が低下するという報告もあり[19]、可能な限り個々の症例毎にCD4/CD8比やリンパ球芽球化反応を検索し、著しい異常がなければ、接種可能であり、効果も期待できる。摘脾手術の予定が決まっている児は、手術の少なくとも3週間前に接種を済ませておくことが望ましい[10]。術後は予防接種を遅らせて当該疾患に罹患するデメリットを考えれば、2週間を経れば予防接種を施行してよいと思われる。

4．同居する健康な家族へのワクチン接種

健康な家族は、ほぼすべてのワクチンを安全に接種できる。特に、インフルエンザなどの不活化ワクチンは積極的に接種すべきである。麻しん、風しん、おたふくかぜのワクチン株による水平伝播の報告はなく、これらも推奨される。水痘ワクチンは稀ながら水平伝播の報告はあるが、重篤になることは少なく、基本的には接種可と考える[20]。ロタウイルスワクチンは、野生株と比べるとはるかにリスクは低いが、患児に伝播する可能性はあるので、接種後の手洗いは必須である[21]。

検索方法

検索はPubMed（キーワード：asplenia/asplenia syndrome, vaccine/vaccination, children）で1975年1月から2013年5月までの期間で検索した。また医学中央雑誌（キーワード：無脾症、ワクチン、小児）で2013年5月までの期間で検索した。またハンドサーチで重要な文献を検索した。

参考にした二次資料

a) American Academy of Pediatrics. Immunization in special clinical circumustances. In：Pickering LK, Baker CJ, Kimberlin DW, Long SS, eds. Red Book：2012 Report of the Committee on Infectious Diseases. 29th ed. Elk Grove Village：American Academy of Pediatrics；2012：88-90
b) General recommendations on immunization recommendations of the Advisory Committee on Immunization Practices（ACIP）. MMWR Recommendations and reports：Morbidity and mortality weekly report Recommendations and reports/ Centers for Diseases Control. 2011；60：1-64.
c) Author：Joseph C Turbyville, MD；Chief Editor：Harumi Jyonouchi, MD. Pediatric Asplenia Treatment & Management. Medscape REFERENCE Drugs, Diseases & Procedures Updated：Apr 3, 2012
d) Webb CW, Crowell K. Which vaccinations are indicated after splenectomy? J Family Practice. 2006；55.
e) Vincent Iannelli, MD. Vaccines for Asplenia. About.com Health Pediatrics Updated：Dec 30, 2011.
f) Use of 13-valent pneumococcal conjugate vaccine and 23-valent pneumococcal polysaccharide vaccine for adults with immunocompromising conditions：Recommendations of the Advisory Committee on Immunization Practices（ACIP）. MMWR 2012；61：816-9.

参考文献

1) 椿　淳子, 間　峡介, 衣川佳数, 他. 劇症肺炎球菌敗血症に陥った無脾症候群の1例. 小児科. 1996；37：1457-60.（エビデンスレベルⅤ）
2) 菅　純二, 冨永弘久. 肺炎球菌occult bacteremiaにより短時間で不幸な転帰をたどった無脾症の1例. 小児臨. 2011；64：2003-6.（エビデンスレベルⅤ）
3) 長野伸彦, 鮎沢　衛, 阿部百合子, 他. 肺炎球菌感染により致死的経過をたどった無脾症候群の2例.

日児誌. 2012；3：537-41.(エビデンスレベルⅤ)

4) Landesman SH, Schiffman G. Assessment of the Antibody Response to Pneumococcal Vaccine in High-Risk Populations. Rev Infect Dis. 1981；3 Suppl：S184-97.(エビデンスレベルⅠ)

5) 清水　隆，古田博文，信太　知，他：無脾症候群における感染予防について－肺炎球菌ワクチン接種後の年齢別抗体反応の検討－. 日小循誌. 1995；25：221-3.(エビデンスレベルⅣ)

6) Paragi M, Kolman J, Kraigher A, et al. Possibility of application of new pneumococcal conjugate vaccines in children in Slovenia. Vaccine. 2003；21：4708-14.(エビデンスレベルⅣ)

7) Mikoluc B, Kayhty H, Bernatowska E, et al. Immune response to the 7-valent pneumococcal conjugate vaccine in 30 asplenic children. Eur J Clin Microbiol Infect Dis. 2008；21：697-710.(エビデンスレベルⅣ)

8) Vemacchiio L, Neufeld EJ, MacDonald K, et al. Combined schedule of 7-valent pneumococcal conjugate vaccine followed by 23-valent pneumococcal vaccine in children and young adults with sickle cell disease. J Pediatr. 1998；133：275-278.(エビデンスレベルⅣ)

9) Smets F, Bourgois A, Vermylen C, et al. Randomised revaccination with pneumococcal polysaccharide or conjugate vaccine in asplenic children previously vaccinated with polysaccharide vaccine. Vaccine. 2007；25：5278-82.(エビデンスレベルⅡ)

10) Meerveld-Eggink A, de Weerdt O, van Velzen-Blad H, et al. Response to conjugate pneumococcal and Haemophilus influenzae type b vaccines in asplenic patients. Vaccine. 2011；29：675-80.(エビデンスレベルⅣ)

11) Newcomer W, Santosham M, Bengston S, et al. Immunogenicity of Haemophilus influenzae type b polysaccharide and Neisseria meningitidis outer membrane protein complex conjugate vaccine in infants and children with sickle cell disease. Pediatr Infect Dis J. 1993；12：1026-7.(エビデンスレベルⅣ)

12) Jakacki R, Luery N, McVerry P, et al. Haemophilus influenzae diphtheria protein conjugate immunization after therapy in splenectomized patients with Hodgkin disease. Ann Intern Med. 1990；112：143-4.(エビデンスレベルⅣ)

13) Khaskhely N, Mosakowski J, Thompson RS, et al. Phenotypic analysis of pneumococcal polysaccharide-specific B cells. J Immunol. 2012；188：2455-63.(エビデンスレベルⅣ)

14) Shatz DV. Vaccination considerations in the asplenic patient. Expert Rev Vaccines. 2005；4：27-34.(エビデンスレベルⅠ)

15) Konradsen HB, Rasmussen C, Ejstrud P, et al. Antibody levels against Streptococcus pneumoniae and Haemophilus influenzae type b in a population of splenectomized individuals with varying vaccination status. Epidemiol Infect. 1997；119：167-74.(エビデンスレベルⅣ)

16) Shatz DV, Schinsky MF, Pais LB, et al. Immune responses of splenectomized trauma patients to the 23-valent pneumococcal polysaccharide vaccine at 1 versus 7 versus 14 days after splenectomy. J Trauma. 1998；44：760-5.(エビデンスレベルⅣ)

17) Shatz DV, Romero-Steiner S, Elie CM, et al. Antibody responses in postsplenctomy trauma patients receiving the 23-valent pneumococcal polysaccharide vaccine at 14 versus 28 days postoperatively. J Trauma. 2002；53：1037-42.(エビデンスレベルⅣ)

18) Grace RF, Mednick RE, Neufeld EJ. Compliance with immunization in splenectomized individuals with hereditary spherocytosis：Brief reports. Pediatr Blood Cancer. 2009；52：865-97.(エビデンスレベルⅣ)

19) Wang JK, Hsieh KH. Immunologic study of the asplenia syndrome. Pediatr Infect Dis J. 1991；10：819-22.(エビデンスレベルⅣ)

20) Chaves SS, Haber P, Walton K, et al. Safety of varicella vaccine after licensure in the United States：Experience from reports to the vaccine adverse event reporting system, 1995-2005. J Infect Dis. 2008；197 Suppl 2：S170-7.(エビデンスレベルⅣ)

21) Anderson EJ. Rotavirus vaccines：viral shedding and risk of transmission. Lancet Infect Dis. 2008；8：642-9.(エビデンスレベルⅠ)

第4章 免疫不全およびダウン症候群におけるパリビズマブ使用の手引き

要旨

Respiratory syncytial virus（RSウイルス）は乳幼児の細気管支炎、肺炎を引き起こす代表的ウイルスで、2歳までにほぼすべての小児が感染するとされている。乳幼児の心・肺における基礎疾患はRSウイルス感染重症化のハイリスクであり早産、気管支肺異形成症、先天性心疾患に対してはRSVの感染予防が行われている。この度、免疫不全症およびダウン症候群が日本小児リウマチ学会および日本小児血液・がん学会からの要望に基づき、厚生労働省による「医療上の必要性の高い未承認薬・適応外薬検討会議」の検討の結果としてパリビズマブに適応追加された。それに伴い適正使用推進を目的にパリビズマブ使用の手引きを2-1. 免疫不全症（2-1-1. 先天性・後天性免疫不全症、2-1-2. 造血器悪性腫瘍・固形腫瘍・骨髄不全症・造血幹細胞移植および固形臓器移植、2-1-3. 腎臓病、リウマチ・炎症性疾患および免疫抑制を伴う薬剤の使用）、2-2. ダウン症候群に分けて作成したのでここに紹介する。

はじめに

RSウイルスは、早産や気管支肺異形成症、先天性心疾患ではRSウイルス感染重症化のハイリスクであり、これらの疾患を有する24か月齢以下の小児はパリビズマブ（RSウイルス特異的ヒト化モノクローナル抗体）投与によるRSウイルス予防の対象となっている。これらに加えて、免疫不全やダウン症候群、神経疾患などでもRSウイルス感染が重症化することが知られており[1~3]、森らが行った本邦におけるRSウイルス感染実態の全国アンケート調査からも、免疫不全、ダウン症候群、染色体異常、神経・筋疾患がRSウイルス感染重症化の重要な基礎疾患として示されている[4]。免疫不全状態の児は米国でも保険償還されている地域があるという事実も踏まえて、日本小児リウマチ学会および日本小児血液・がん学会が提出した要望書が厚生労働省による「医療上の必要性の高い未承認薬・適応外薬検討会議」の審議の結果、臨床試験が行われ、2013年8月に免疫不全およびダウン症候群が追加適応された。本手引きはパリビズマブ適正使用の推進を目的として作成された。

添付文書 追加適応症

下記の新生児、乳児及び幼児におけるRSウイルス感染による重篤な下気道疾患の発症抑制
RSウイルス感染流行初期において
・在胎期間28週以下の早産で、12か月齢以下の新生児及び乳児
・在胎期間29週～35週の早産で、6か月齢以下の新生児及び乳児
・過去6か月以内に気管支肺異形成症（BPD）の治療を受けた24か月齢以下の新生児、乳児及び幼児

第4章　免疫不全およびダウン症候群におけるパリビズマブ使用の手引き

・24か月齢以下の血行動態に異常のある先天性心疾患（CHD）の新生児、乳児及び幼児
・<u>24か月齢以下の免疫不全を伴う新生児、乳児及び幼児</u>
・<u>24か月齢以下のダウン症候群の新生児、乳児及び幼児</u>
　（下線部が新規追加適応症）

使用の手引き

1．適応基準

　疾患・治療・使用薬剤などを考慮し、本使用の手引きでは以下に分けて適応を記載する。
　下記いずれの適応・疾患に対しても、呼吸器基礎疾患、呼吸胸郭不全の有無、地域での流行状況、院内外での感染者の有無、同胞の有無などもRSウイルス予防の決定に際して考慮される。

2．各論

2-1．免疫不全症

2-1-1．先天性・後天性免疫不全症

　RSウイルス感染に対して高リスクとなる以下の先天性・後天性免疫不全児で、生後24か月齢以下でRSウイルス流行シーズンを迎える場合は、パリビズマブによる重症化予防が考慮されてよい。

・T細胞機能異常を呈する原発性免疫不全症（複合性免疫不全、DiGeorge症候群、Wiskott-Aldrich症候群、毛細血管拡張性運動失調症など）
・HIV感染、ステロイド・免疫抑制薬の使用など、後天的に生じた明らかなT細胞機能低下状態

　T細胞機能異常とはTリンパ球減少またはT細胞機能低下（PHAに対する増殖応答の減少など）あるいは顕著なリンパ球減少を指す。ただし、免疫抑制療法を受けていない自己炎症性疾患、顆粒球異常症、補体異常症、軽度のT細胞免疫不全（リンパ球減少、Tリンパ球減少、T細胞の機能異常を伴わない）を除く。
　HIV感染などの全身消耗性疾患の場合には、その全身状態も考慮される。

2-1-2．造血器悪性腫瘍・固形腫瘍・骨髄不全症・造血幹細胞移植および固形臓器移植

　以下の場合はRSウイルス感染の重症化および死亡例の報告があり、生後24か月齢以下でRSウイルス流行シーズンを迎える場合は、パリビズマブによる重症化予防が考慮されてよい。

・同種造血幹細胞移植
・造血が改善するまでの自家造血幹細胞移植
・高度の骨髄抑制が予想される化学療法施行中または施行予定者
・再生不良性貧血などの免疫抑制を伴う骨髄不全症

固形臓器移植

　臓器移植患者では、RSウイルス感染の重症化の報告があり、生後24か月齢以下でRSウイルス流行シーズンを迎える場合は、パリビズマブによる重症化予防が考慮されてよい。
　高度な臓器不全・免疫低下のある臓器移植・造血幹細胞移植予定者およびその移植後が対象となる。これらの患者では、入院の有無にかかわらずRSウイルス感染の重症化のリスクが高い。

2-1-3．腎臓病、リウマチ・炎症性疾患および免疫抑制を伴う薬剤の使用

　以下の（1）または（2）を満たし、生後24か月齢以下でRSウイルス流行シーズンを迎える場合はパリビズマブによる重症化予防が考慮されてよい。

（1）以下の疾患に対するステロイド薬、免疫抑制薬、生物学的製剤の使用[#1]
・リウマチ性疾患（若年性特発性関節炎、全身性エリテマトーデス、若年性皮膚筋炎など）、自己炎症症候群、炎症性腸疾患など
・ネフローゼ症候群・慢性糸球体腎炎など

（2）使用薬剤に関わらず以下の腎疾患を有する児
・先天性ネフローゼ症候群[#2,#3]
・慢性腹膜透析・血液透析中[#2]

[#1]：高用量のステロイド療法（プレドニゾロン換算で0.5 mg/kg/隔日以上の用量を概ね4週間以上、ただし吸入・外用・関節内注射の局所療法を除く）または免疫抑制療法（アザチオプリン、メトトレキサート、ミゾリビン、ミコフェノール酸モフェチル、シクロホスファミド、シクロスポリン、タクロリムス、エベロリムス、ラパマイシンなどの免疫抑制薬、サイトカイン阻害剤などの生物学的製剤など）による治療中を含む。

[#2]：薬物血行動態が個々の症例で大きく異なる可能性が考えられる。投与間隔、有効性について個別に判断すること。

[#3]：尿中へ薬剤が喪失する可能性が考えられ、パリビズマブ予防投与の有効性は証明されていない。投与においてはRSウイルスの曝露および感染のリスクを考慮し慎重に投与を決定すること。

2-2．ダウン症候群

ダウン症候群は先天性心疾患の有無に関わらずRSウイルス感染重症化のリスクであることが示唆されている。以下の合併症・既往症・検査値異常を一つ以上呈したダウン症候群の児はRSウイルス感染重症化のリスクを有すると考えられるため、生後24か月齢以下でRSウイルス流行シーズンを迎える場合はパリビズマブによる重症化予防が考慮されてよい。

・解剖学的または生理的・機能的異常：顕著な巨舌、舌根沈下、気道軟化症などによる気道狭窄および合併する無呼吸、肺高血圧、肺低形成・異形成、肺気腫様変化
・呼吸器またはウイルス感染症の既往：ウイルス感染症・呼吸器感染症による入院の既往
・免疫に関する検査データ異常：リンパ球減少あるいはT細胞減少＊

＊月齢により基準値が異なるが、リンパ球数は概ね2,000/mm^{3}以下、T細胞数は概ね1,000/mm^{3}以下程度を1つの目安とする。

3．注意事項

（1）血小板減少症（Wiskott-Aldrich症候群、骨髄抑制など）あるいはその他の凝固障害などにより出血傾向のある患者、または、血液凝固抑制薬としてワルファリン、アスピリン等を使用している乳幼児に投与する場合には、出血により重篤な状態を招くおそれがあるため、止血を確認できるまで投与部位を押さえるなど慎重に投与すること。

（2）既に発症したRSウイルス感染症に対するパリビズマブの治療効果は確立されていない。

（3）実際の使用に当たっては添付文書、これまでに発行された早期産児、先天性心疾患児ガイドライン等も参考にすること。

4．基本的な感染予防対策の重要性

パリビズマブを投与した場合でも，基本的な感染予防対策を実施することが重要である．特に、ハイリスク児の管理においては保護者の協力が不可欠であることから、保護者に対する教育が重要

となる。その際、RSウイルス感染のみならず、呼吸器感染症全般を予防するための基本的事項について指導する。また、パリビズマブの効果を維持するため、投与間隔を遵守するように十分な指導がなされることが望ましい。

おわりに

今回、RSウイルス感染のハイリスクである免疫不全症およびダウン症候群が日本において「医療上の必要性の高い未承認薬・適応外薬検討会議」の審議を経て適応追加されたが、これらの疾患がパリビズマブの適応症として承認されるのは世界初である。このような経緯を踏まえ、適正使用の遵守と推進は国内外に対する我々の重要な責務である。本手引きは現時点で利用できる情報に基づき作成されたもので、今後さらに発展・向上して行く必要がある。そのためにも今後はわが国での安全性・有効性を含めた使用経験の情報を収集・発信することが重要である。

参考文献

1) Hall CB, Powell KR, MacDonald NE, et al. Respiratory syncytial viral infection in children with compromised immune function. N Engl J Med. 1986；315：77-81.
2) Meissner HC. Selected populations at increased risk from respiratory syncytial virus infection. Pediatr Infect Dis J. 2003；22(2 Suppl)：S40-44；discussion S44-5.
3) Kristensen K, Hjuler T, Ravn H, et al. Chronic diseases, chromosomal abnormalities, and congenital malformations as risk factors for respiratory syncytial virus hospitalization：a population-based cohort study. Clin Infect Dis. 2012；54：810-7.
4) Mori M, Kawashima H, Nakamura H, et al. Nationwide survey of severe respiratory syncytial virus infection in children who do not meet indications for palivizumab in Japan. J Infect Chemother. 2011；17：254-63.

索 引

和文索引

あ
- 悪性新生物 …… 4
- 悪性リンパ腫 …… 4, 45, 46, 49, 62
- アザチオプリン …… 82, 86, 103, 105, 121
- アジュバント …… 19, 73
- アジュバント添加インフルエンザワクチン …… 17
- アダリムマブ …… 108
- アナキンラ …… 94
- アバタセプト …… 86, 87
- アレルギー疾患 …… 6

い
- 易感染性 …… 26, 35, 39, 43, 45, 46, 48, 50, 52, 53, 54, 55, 57, 58, 59, 71, 77
- 易骨折 …… 48
- 移植後 …… 11, 12, 13, 14, 15, 17, 18, 19, 20, 22, 23, 25, 26, 27, 29, 30, 31, 41, 55, 120
- 移植後の抗体価 …… 11, 22, 23
- 移植ドナー …… 11, 19, 23, 24
- 移植片対宿主病(graft-versus-host disease, GVHD) …… 25, 26, 31, 32
- 移植前 …… 10, 11, 12, 13, 14, 15, 18, 19, 25, 27, 43, 45, 55
- 医療従事者 …… 11, 19, 23, 30, 77, 84
- インフリキシマブ …… 9, 85, 99, 100, 102, 103, 104, 105, 108, 109
- インフリキシマブ投与下の母親 …… 99, 108
- インフルエンザワクチン …… 10, 11, 13, 17, 18, 19, 23, 29, 45, 47, 66, 79, 88, 89, 98, 101, 104, 115, 116, 117

え
- 液性免疫 …… 7, 26, 27, 34, 43, 45, 46, 50, 52, 56, 61, 62, 64, 68
- 液性免疫評価 …… 62
- エタネルセプト …… 9, 89, 94
- 嚥下障害 …… 46
- 炎症性腸疾患(inflammatory bowel disease, IBD) …… 99
- エンテロウイルス …… 36, 50

お
- オーラノフィン …… 9
- 汚染創受傷時 …… 77, 80
- 汚染創を受傷した場合 …… 77, 80

か
- 潰瘍性大腸炎 …… 3, 5, 89
- 化学療法 …… 14, 61, 62, 64, 66, 68, 91, 103, 106, 120
- 化学療法後 …… 61, 62, 64, 66
- 家族 …… 11, 13, 19, 22, 23, 24, 30, 33, 34, 35, 40, 42, 55, 57, 59, 70, 71, 75, 77, 84, 92, 95, 99, 107, 117
- 家族性血球貪食症候群 …… 34, 55
- 家族性地中海熱 …… 59
- 家族への生ワクチン接種 …… 11, 23, 42, 77, 84
- 家族または家族同様の濃厚接触をする者 …… 70, 75
- 肝移植後 …… 18, 19
- 眼間解離 …… 47
- 眼球運動失行 …… 46
- カンジダ症 …… 34, 39, 47, 48, 58
- カンジダ肺炎 …… 39, 43
- 関節の過伸展 …… 48
- 関節リウマチ …… 3, 6, 77
- 寒冷膿瘍 …… 48
- 眼裂狭小 …… 47

き
- 気管支拡張症 …… 39, 46, 48
- 気管支肺異形成症 …… 119
- 季節性/パンデミックインフルエンザワクチン …… 88
- 季節性不活化ワクチン接種 …… 19
- 気道感染症 …… 39, 43, 46, 47, 52
- 企図振戦 …… 46
- 肝+小腸移植後 …… 19
- 莢膜 …… 112, 113, 115
- 拒絶 …… 11, 12, 14, 17, 18, 19, 20
- 拒絶反応 …… 12, 17, 18, 20
- 金 …… 9, 91
- 禁忌 …… 10, 11, 12, 13, 19, 33, 34, 35, 41, 43, 45, 47, 48, 49, 50, 51, 52, 54, 55, 56, 57, 59, 71, 74, 81, 82, 109, 117
- 金チオリンゴ酸ナトリウム …… 9

く
- クロラムブシル(CB) …… 86

け
- 経口生ポリオワクチン(oral polio vaccine, OPV) …… 66
- 経鼻生ワクチン …… 19
- 痙攣 …… 54
- 劇症型菌血症 …… 112, 113, 115
- 劇症肺炎球菌敗血症／髄膜炎 …… 113
- 血液・免疫疾患 …… 4
- 血球貪食症候群 …… 34, 39, 54, 55
- 結合型肺炎球菌ワクチン …… 115, 116
- 下痢 …… 39, 43, 47, 52
- 原体特異的抗体価 …… 64, 68
- 原発性免疫不全症候群の疫学 …… 36
- 原発性免疫不全症候群分類 …… 36
- 原発性免疫不全症候群を疑う10の徴候 …… 33, 35, 37

— 123 —

索引

こ

高IgD症候群 ……………………………………… 59
高IgE血症 ……………………………………… 48, 49
高IgE症候群 …………………………… 33, 36, 39, 48, 49
膠原病 …………………………………………… 6
高口蓋 …………………………………………… 47
高サイトカイン血症 ……………………………… 55
抗体価の幾何学的平均値 ………………………… 78
抗体価判定基準 …………………………………… 7
抗破傷風ヒト免疫グロブリン(TIG) ………… 80, 86
抗体測定方法 …………………………………… 7, 8
抗マラリア薬 …………………………………… 91
肛門周囲膿瘍 …………………………………… 55
高用量インフルエンザワクチン ………………… 19
高用量ステロイド ……… 13, 74, 75, 77, 80, 81, 86, 87, 88
高用量の定義 …………………………………… 82
固形臓器移植患者 …… 11, 12, 13, 14, 15, 17, 18, 19, 20, 22, 23, 24, 84, 103
コルチコステロイド(グルココルチコイド) …… 9

さ

再生不良性貧血 ……………………………… 3, 4, 120
再接種 ……………………………… 7, 22, 25, 31, 68
再接種の必要性 ………………………………… 31
在胎期間28週以下の早産 …………………… 119
在胎期間29週～35週の早産 ………………… 119
サイトメガロウイルス肺炎 ………………… 39, 43
細胞外寄生性細菌 …………………………… 35
細胞性免疫 …………… 4, 7, 25, 26, 27, 33, 34, 39, 42, 43, 45, 46, 47, 48, 49, 51, 52, 54, 55, 56, 61, 62, 64, 68, 117
細胞性免疫評価 ………………………………… 62
細胞性免疫不全 ……… 4, 33, 39, 43, 45, 47, 48, 52
細胞内寄生性細菌 …………………………… 35
細胞膜抗原蛍光抗体法(FAMA) ……………… 8
サラゾスルファピリジン ………………… 9, 82
酸フォスファターゼ ………………………… 54

し

耳介低位 ……………………………………… 47
耳介低形成 …………………………………… 47
シクロスポリン(CSA) ………………………… 86
シクロホスファミド(CPM) …………………… 86
自己炎症性疾患 …… 34, 35, 37, 41, 42, 58, 59, 109, 110, 120
自己免疫性多腺性内分泌疾患I型(APECED) … 58
姿勢の不安定 ………………………………… 46
持続性の鵞口瘡 ……………………………… 39
湿疹 …………………………………… 45, 48, 49
ジフテリア ………… 3, 8, 18, 29, 31, 64, 66, 86, 115
ジフテリア・破傷風混合(DT)トキソイド …… 29
ジフテリア・百日せき・破傷風ワクチン …… 86
ジフテリアワクチン …………………………… 31

弱毒生ワクチン ……………………… 15, 22, 93
若年性関節リウマチ ……………………… 3, 6
若年性特発性関節炎(JIA)
 …………… 78, 84, 86, 87, 89, 91, 92, 94, 95, 96, 121
重症筋無力症 ………………………………… 3, 5
重症先天性好中球減少症 ………………… 34, 55, 56
重症複合免疫不全症 …… 3, 4, 33, 36, 37, 39, 41, 42, 43
重症複合免疫不全症患者 ……………………… 43
重度・広範な疣贅(いぼ) …………………… 39
小顎 …………………………………………… 47
小腸移植後 …………………………………… 19
小児CKD(ネフローゼ症候群、慢性腎炎) …… 71
小児固形臓器移植患者 ……………………… 84
小脳失調 ……………………………… 33, 42, 46, 54
上皮内癌(CIN) ………………………………… 12
腎移植後 ………………………………… 12, 19, 20
神経・筋疾患 ………………………………… 4, 5, 119
新生児 ………………… 43, 48, 99, 108, 109, 112, 119, 120
心臓移植後 ……………………………………… 17, 19
腎臓病、リウマチ・炎症性疾患および免疫抑制を伴う薬剤の使用
 …………………………………………………… 119, 120
腎低形成 ………………………………………… 47

す

水痘ワクチン ……… 10, 12, 13, 14, 19, 24, 30, 43, 66, 82, 83, 84, 95, 98, 101, 102, 103, 104, 105, 107, 117
髄膜炎菌 ………………… 39, 40, 59, 78, 79, 112, 115, 116
髄膜炎菌ワクチン ……………………… 59, 115, 116
ステロイド … 9, 12, 13, 34, 59, 70, 71, 72, 73, 74, 75, 77, 78, 79, 80, 81, 82, 83, 84, 86, 87, 88, 89, 91, 92, 94, 95, 96, 103, 120, 121

せ

生物学的製剤 …… 9, 34, 35, 41, 58, 59, 77, 79, 80, 82, 83, 86, 87, 89, 94, 95, 96, 98, 99, 101, 102, 103, 108, 121
染色体異常 ……………………………………… 6, 119
全身性エリテマトーデス …………… 3, 6, 77, 79, 93, 121
全身性湿疹 ……………………………………… 48
選択的IgA欠損症 …………………………… 34, 53, 110
先天異常 ………………………………………… 6
先天性・後天性免疫不全症 ……………………… 119, 120
先天性心疾患 ………………………………… 119, 120, 121
先天性腎尿路異常(congenital anomalies of kidney and urinary tract, CAKUT) ……………………… 70
先天性代謝異常症 ……………………………… 6, 12

そ

早期発症(very early-onset, VEO) ………… 109
造血器悪性腫瘍・固形腫瘍・骨髄不全症・造血幹細胞移植および固形臓器移植 ………………… 119, 120
早産 …………………………………………… 119
側弯症 ………………………………………… 48

た

帯状疱疹 …… 12, 14, 27, 30, 36, 45, 49, 95, 99, 100
ダウン症候群 …… 119, 120, 121, 122
タクロリムス …… 89, 121
多糖体抗原 …… 112
多嚢胞性腎 …… 47
単純ヘルペスウイルス感染症 …… 49

ち

小さい口 …… 47
知能障害 …… 47, 54
中耳炎 …… 39, 45, 48, 50
長期にわたり療養を必要とする疾病 …… 3, 4
重複尿管 …… 47

つ

追加接種 …… 10, 11, 12, 14, 18, 22, 23, 64, 68, 72, 73, 80, 82, 94, 116

て

低用量ステロイド …… 74, 91, 95
適切なワクチン接種時期 …… 61, 68

と

同居家族 …… 11, 23, 24, 77, 84
同種あるいは自家移植 …… 25, 27
糖蛋白抗原酵素免疫法（gpELISA） …… 8
特異的抗体価の低下 …… 25, 27, 61, 64
トシリズマブ …… 9, 89

な

内分泌疾患 …… 6, 58
生ワクチン …… 10, 11, 12, 13, 14, 15, 19, 20, 22, 23, 24, 25, 29, 31, 33, 34, 35, 36, 37, 40, 41, 42, 43, 45, 46, 47, 48, 49, 50, 51, 52, 53, 54, 55, 56, 57, 58, 59, 61, 66, 68, 70, 71, 74, 77, 78, 81, 82, 83, 84, 85, 93, 98, 99, 101, 102, 103, 107, 108, 109, 114, 116
軟部組織などの感染症 …… 48

に

二分口蓋垂 …… 47
日本脳炎ワクチン …… 18, 93, 98, 101
乳児一過性低ガンマグロブリン血症 …… 53
乳児期から小児期にIBD類似の症状を示す原発性免疫不全症 …… 110
乳児期発症IBD …… 99, 109
乳歯脱落遅延 …… 48

ね

ネフローゼ症候群 …… 3, 5, 70, 71, 72, 73, 74, 76, 121

の

濃厚接触者 …… 11, 23, 77, 84

は

肺炎球菌ワクチン …… 10, 13, 14, 18, 45, 47, 73, 87, 105, 115, 116, 118
肺炎球菌ワクチン（PCV）／インフルエンザ菌b型（Hib）ワクチン …… 87
敗血症 …… 39, 40, 50, 55, 100, 112, 113, 114, 117
肺嚢胞 …… 48
破傷風 …… 3, 8, 18, 27, 29, 31, 64, 66, 77, 80, 86
破傷風ワクチン …… 31, 80, 86
白血病 …… 3, 4, 56, 62, 64, 68
発症予防レベル抗体価 …… 7, 8
発熱 …… 13, 18, 20, 29, 34, 35, 41, 55, 58, 59, 113

ひ

鼻声 …… 47
汎発性帯状疱疹（VZV）感染症 …… 95
皮下膿瘍 …… 39
皮疹 …… 24, 30, 48
ヒトパピローマウイルス …… 12, 49, 71, 79, 93, 98, 99, 101
皮内投与 …… 19
皮膚化膿症 …… 50, 55
皮膚真菌症 …… 39
皮膚粘膜カンジダ症 …… 34, 39, 48, 58
百日せき …… 3, 18, 31, 66, 86
百日せきワクチン …… 31, 66

ふ

風しんワクチン …… 23, 32, 66, 94, 98
不活化ポリオウイルスワクチン …… 32
不活化ワクチン …… 10, 11, 12, 13, 14, 15, 17, 18, 19, 20, 22, 23, 25, 29, 33, 34, 35, 41, 42, 43, 45, 46, 47, 48, 49, 50, 51, 52, 53, 54, 55, 56, 57, 58, 59, 61, 66, 68, 70, 72, 77, 79, 80, 84, 86, 95, 98, 101, 103, 104, 107, 114, 116, 117
複合免疫不全症 …… 3, 4, 33, 36, 37, 39, 41, 42, 43
副反応 …… 1, 12, 13, 17, 18, 19, 20, 25, 29, 30, 33, 34, 36, 39, 41, 46, 50, 56, 58, 61, 66, 86, 87, 89, 92, 94, 95, 103, 114, 115, 117
副鼻腔炎 …… 39, 45, 47, 48, 49, 50
ブシラミン …… 9
舞踏病様運動失調 …… 46
不明瞭言語 …… 46
分類不能型低免疫グロブリン血症 …… 51
分類不能型免疫不全症 …… 39, 110

へ

米国移植学会 …… 18, 22
併用禁忌 …… 74
扁平上皮癌 …… 49

ほ

蜂窩織炎 …… 39
放射線高感受性 …… 46

索引

補体欠損症 34, 35, 37, 40, 41, 42, 59, 110
ポリオワクチン 18, 41, 43, 46, 50, 51, 66, 93, 98, 101, 102, 107, 108

ま

麻しん・ムンプス・風しん（MMR）ワクチン 29
麻しんワクチン 31, 43, 66, 94
末梢神経障害 54
慢性呼吸器疾患 5
慢性消化器疾患 5, 85, 98, 99
慢性心疾患 5, 6
慢性腎疾患 5, 71, 73, 74, 76
慢性腎臓病（CKD） 5, 70, 71, 73, 74, 76
慢性肉芽腫症 34, 36, 37, 39, 56, 110
慢性皮膚粘膜カンジダ症 34, 39, 58

み

ミエロペルオキシダーゼ 54
ミコフェノール酸モフェチル（MMF） 86
短い人中 47

む

無ガンマグロブリン血症 3, 4, 33, 37, 39, 41, 42, 49, 50, 51
無脾症 39, 112, 113, 114, 115, 116, 117, 118
ムンプスワクチン 11, 19, 23, 32, 43, 46, 66, 98, 101, 102

め

メトトレキサート 79, 82, 121
免疫グロブリン 26, 40, 42, 45, 46, 50, 51, 52, 53, 62, 77, 80, 86, 113
免疫調整薬 9, 82
免疫不全 1, 3, 4, 12, 14, 23, 25, 33, 34, 35, 36, 37, 38, 39, 40, 41, 42, 43, 45, 46, 47, 48, 52, 54, 57, 58, 62, 66, 71, 74, 77, 99, 102, 109, 110, 111, 114, 119, 120, 122
免疫抑制薬 9, 11, 12, 15, 17, 19, 20, 22, 26, 29, 34, 55, 59, 70, 71, 72, 74, 75, 77, 78, 79, 80, 81, 82, 83, 84, 86, 87, 88, 89, 94, 96, 98, 101, 103, 105, 120, 121
免疫抑制薬ないし生物学的製剤使用中 77, 80
毛細血管拡張性小脳失調症 33, 42, 46

ゆ

優先順位 10, 13, 14

よ

陽性レベル抗体価 7
予防接種後の十分な抗体価の上昇 78

り

リツキシマブ 9, 27, 79, 86, 87
リンパ節炎 39, 48

れ

レフルノミド 9, 82

ろ

ロタウイルスワクチン 42, 43, 107
ロタウイルスワクチン株の排泄 107

わ

ワクチン接種後の抗体陽転率 66
ワクチン接種歴がない者 70, 75
ワクチン予防可能感染症
　（vaccine preventable disease, VPD） 11, 98, 99
ワクチン関連弛緩性ポリオ（VAPP） 107

数　字

10 Warning Signs 33, 35, 37, 40
12か月齢以下の新生児及び乳児 119
2回接種 10, 12, 14, 23, 98, 101, 102, 116
6か月齢以下の新生児及び乳児 119

英文索引

A

AAP（American Academy of Pediatrics） 13, 17
ACIP（Advisory Committee on Immunization Practices） 13, 95
AJT（American Journal of Transplatation） 13
antibody response 32, 52, 78, 86, 87, 88, 89, 90
AST（American Society of Transplantation） 19
ATS（American Thoracic Society） 13, 17
A型肝炎ワクチン 14, 66, 92, 104
AZP 82, 86, 103, 105, 121

B

BCG 12, 19, 33, 34, 36, 39, 43, 44, 46, 47, 48, 49, 50, 51, 55, 56, 57, 58, 59, 71, 74, 96, 97, 98, 101, 102, 103, 108, 109, 111, 117
BCGは禁忌 34, 56, 57
B型肝炎ワクチン 14, 32, 66, 83, 91, 102, 104
B型肝炎ワクチン 14, 32, 66, 83, 91, 102, 104
BPD 119

C

CAKUT（congenital anomalies of kidney and urinary tract, 先天性腎尿路異常） 70
CAPS（Cryopyrin associated periodic syndrome） 59
CD19⁺細胞数低値 31

CD3⁺細胞数低値 ……………………………………… 31
CD4/CD8比 ……………………………… 26, 62, 113, 117
CD4⁺T細胞 …………………………………… 25, 26, 61, 62
CD45RA⁺ナイーブT細胞 …………………………… 25, 26
CD45RO⁺CD25⁺T細胞 ………………………………… 26
CD8⁺細胞 ……………………………………………… 47
CDD（chronic digestive disease） ……… 5, 85, 98, 99, 101
Chédiak-Higashi症候群 ……………………… 34, 54, 110
CIN（上皮内癌） ……………………………………… 12
CKD（chronic kidney disease） ……… 5, 70, 71, 73, 74, 76

D

de novo肝炎予防 ………………………………… 14, 18
de novo hepatitis B（B型肝炎再活性化） ………… 99, 104
DiGeorge症候群 ……………………………… 33, 42, 47, 120
DMARDs ……………………………………… 89, 91, 95

E

ECCO（European Crohn's and Colitis Organisation） …… 99
ESPGHAN Porto group ……………………………… 99
EULAR recommendations …………… 79, 80, 81, 82, 83, 84

F

FAMA（fluorscent antibody to membrane antigen） …… 8

G

GMT（geometric mean titer） ……………………… 78
gpELISA（glycoprotein-based enzyme-linked
　immunosorbent assay） ………………………… 8
GVHD …………………………………… 25, 26, 31, 32

H

Hibワクチン ………………………………… 45, 47, 66, 87, 116
HPV …………………………… 12, 49, 71, 79, 93, 98, 99, 101

I

IDSA（Infectious Diseases Society of America） ……… 13
IL-6阻害薬 …………………………………………… 79
Immunodeficiency-related（IRD） score ……………… 37

J

JIA（若年性特発性関節炎）
　……………………… 78, 84, 86, 87, 89, 91, 92, 94, 95, 96, 121

K

Kostmann病 ………………………………………… 56

M

MR/MMRワクチン …………………………………… 93
MSMD（Mendelian susceptibility to mycobacterial
　disease） …………………………………… 36, 39, 57
MTX ………………………… 79, 86, 87, 89, 91, 92, 94, 95
MTX＋TNF阻害薬 …………………………………… 94

N

NEMO異常症 ………………………………… 109, 110
NK細胞 ……………………………………… 36, 55, 57, 62

P

PFAPA（periodic fever aphthous stomatitis pharyngitis,
　and adenitis） …………………………………… 59
PHA刺激 ……………………………………………… 62

R

Red Book …………………… 16, 69, 71, 73, 75, 76, 113, 117
RSウイルス（Respiratory syncytial virus） ……… 42, 119

S

SLE ………… 3, 6, 77, 78, 79, 86, 87, 88, 91, 92, 93, 121

T

TCZ ……………………………………………… 9, 89
TCZ＋PSL …………………………………………… 89
TIG（抗破傷風ヒト免疫グロブリン） ……………… 80, 86
TNF受容体関連周期熱症候群（TNF receptor-associated
　periodic syndrome, TRAPS） …………………… 59
TNF阻害薬 …………………… 79, 87, 88, 89, 91, 92, 94, 95, 96
TREAT登録研究 …………………………………… 99

V

VAPP（vaccine-associated paralytic poliomyelitis） …… 107
VEO（早期発症） ………………………………… 109
VPD（vaccine preventable diseases） …………… 11, 98, 99

W

Wiskott-Aldrich症候群 ……… 33, 39, 42, 45, 110, 120, 121

X

X連鎖無ガンマグロブリン血症 ……… 33, 37, 49, 50, 51
X連鎖リンパ増殖性疾患 ……………………………… 40

小児の臓器移植および免疫不全状態における
予防接種ガイドライン2014

| 2014年10月17日　第1版第1刷　発行 |

監　修	日本小児感染症学会
作　成	「小児の臓器移植および免疫不全状態における 予防接種ガイドライン2014」作成委員会
編集・制作・発売	株式会社協和企画 〒105-8320 東京都港区虎ノ門1-10-5 日土地虎ノ門ビル 電話：03-6838-9200

Ⓒ無断転載を禁ず

ISBN978-487794-167-3　C3047　¥2900E

定価：本体2,900円＋税